张其成国学养生

套装 典藏

佛家

养生大道

张其成 ◉ 著

广西科学技术出版社

目 录

第三章　定心才能定健康

第五章　两套佛家最看重的养生功

佛

佛家养生大道

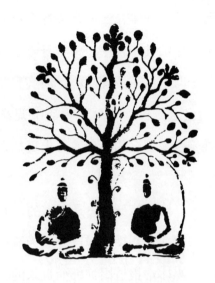

第一章

认识生命才能保护生命

一、修佛与养生的关系

自古谁不爱惜自己的身体，谁不希望有百年之寿。然而，现代人处于工作的压力和生活的困扰中，常常身心不调，求医治病也只能治愈一时，若是平时不注重调理身心，旧病和新病仍旧会困扰着我们。很多人开始自求于己，于日常生活中调养身心，防患于未然。而除医疗之外，越来越多的人想要寻求更加自然的养生方式，如运动、食疗等。

然而，身心一体，只调养身体还是不够的，心病往往比身体上的疾病更折磨人，抑郁症等心理疾病已经成为流行甚广的疾病，被称为"精神癌症"。媒体常报道因抑郁而自杀的事件，让人为之扼腕叹息。又有很多年轻男女，因感情受挫，或事业不顺，做出一些报复社会或伤害他人的行为，酿成了很多人间悲剧，同时也给亲人和无辜的人带来无尽的痛苦。有情众生，因为有情，就不免为情所困，许多人为摆脱苦恼和困境就开始求助于佛学。

有人问一位修行人，学佛之前和学佛之后有什么变化。修行人答道："学佛之前，我砍柴、喂马、烧饭；学佛之后，我还是砍柴、喂马、烧饭。"这话让人迷惑，问询者继续问："那学佛和不学佛有什么区别呢？"修行人答道："学佛之前，我砍柴时想着喂马，喂马时想着烧饭，烧饭时想着砍柴；学佛之后，砍柴就是砍柴，喂马就是喂马，烧饭就是烧饭。"由此可见，佛法让人内心清净，能够驱除杂念。

除此之外，佛家还提倡自然。饮食观也崇尚与自然规律相符，即简单、素净，只吃应季蔬菜和水果，绝不食荤，食不过量，不暴饮暴食。这样的饮食习惯能够净肠胃，对一些学佛前饮食不规律的人来说，长时间坚持，身体状况自然能够好转。

佛家也注重以养心来养身。忧愁苦恼令人病、令人衰老，有一定佛学修养的人是能够控制七情六欲的，随缘而不攀缘，也就不会产生过于强烈的喜怒哀乐的情绪了。过于强烈的情绪都是会影响身体器官的。气血不调，会引发五脏受损，从而患上高血压、心脏病等疾病。

怒伤肝。盛怒之下，人的血液会加速凝结，心跳也会过速，造成心血管系统负担过大，因此时常发怒的人易患冠心病和肝脏疾病。从中医的角度来说，怒气会引起肝气上逆，有损肝血，有的人甚至会吐血或昏厥。

喜伤心。适度的喜悦固然能令人精神放松，但是突如其来的大喜过望也有可能引发疾病，比如因为太高兴了而大笑不止，或是兴奋到整夜失眠，都会使心跳加速，影响精神状态，甚至昏厥。范进中举就是大家熟知的因为大喜而致短暂的精神失常的例子，因此喜悦也不能过度。

思伤脾。对一件事思前想后、焦虑不安或是过于思念某个人会导致心神不宁，往往就会茶饭不香，没有胃口，这就是脾脏受到了损害的征兆。脾脏是负责输送和消化的器官之一，脾如果不能正常运转，人体就不能很好地吸收食物养料，人就不健康。

忧伤肺。《红楼梦》中的黛玉因为听说了宝玉要另娶他人之后悲伤咳血而死，这就是过度忧伤而导致的肺脏受损。人在忧郁时会感觉到胸闷、长吁短叹、呼气不畅或是鼻塞，这是肺部气机不利的表现，又因为肺主皮毛，所以忧郁时还会引发某些皮肤病，产生如生疮、长痘等症状。

恐伤肾。当人受到突如其来的惊吓时，甚至会大小便失禁，这种反应就是因恐惧而导致的肾气不固所造成的。肾主藏精，如果人总是生活在担惊受怕中，肾会受到损害，进而影响生殖系统的健康。

中医注重情志养生，而佛家的超脱恰恰是让人静心的最好的养生方法。学佛的人需要六根清净，减少情绪波动，保持平和的心态，也就不会生出这些因情绪化而导致的各种脏器病症，从而达到身心清净。

佛家主张"色不异空，空不异色，色即是空，空即是色"。色就是有表象的物质，我们看到、听到、摸到的都是实在的东西，这些就是色相。但无论如何具象的东西，它的本质都是空的。所以一切现象都是虚幻的，那也就不必对七情太过在意。如果你痛到肠断也能忍耐，苦比黄连也能咽得下，烦到焦头烂额也能心平气和，难到绝望也能解脱，委屈到想哭也能忍住，愤怒到怒火冲天也能平息，愤恨到咬牙切齿也能让它消散，心急如焚也能淡定如水，大喜过望也能沉得住气，伤人的话到嘴边也能停得下来，飞来之财到眼前也能看淡，情到深处也能脱得开……那你就真正能做到不为人生的各种苦所困了，修行到这种程度，也就达到身心调顺了。

同时，佛家也注重饮食与禅定等养生方式。佛家对于现代人的心理问题也有异于西方的独特的调养方式，佛教教人清心寡欲，修习"戒、定、慧"，摆脱"贪、嗔、痴"三毒对人心理的伤害，从根本上清除心理的毒瘤，从而达到身心一统。

二、生命无常，何必贪恋长生

"人生寄一世，奄忽若飙尘。"良辰美景往往转瞬即逝，人生亦如是。匆匆百年，一晃而过，除了碑文上的字能证明你我曾来过，百年之后不会留下任何痕迹。许多道士为求长生，炼丹制药，也抵不过天命所归。人，生命终结总有时。有人会问，为何那么多人拼命谋求延年，却不免遭遇横祸；有的人，不刻意，却能长寿健康？从佛家的因果业报角度来说，"欲知前世因，今生受者是，欲知后世果，今生作者是"，今生的遭遇是三世的业报，是因缘和合的结果，有情众生不必过于执着。

在惠能大师去世之前，众弟子都哭泣不止，唯有神会不哭，惠能大师知道只有神会悟了。惠能大师对众人说："吾自知去处，若吾不知去处，终不预报于汝。"知道自己最后的归宿，心就能安定，不害怕自己什么时候会死去。因此，学佛的人能够知所归，不惧怕死亡，也不过于执着于生死。执念，就是心痛苦的根源。

生命因缘而生，如同世间的任何物质，由很多偶然的因素集合而成，这个过程也就是缘，人也一样。人的生死都是很多条件的汇集，该生该死都是缘注定了的，这就是缘起法。比如有的人吸烟，这是他的缘起，而最后得了肺病，是结果。按现代的说法，是不良的生活方式导致了健康状况的恶化，按佛家的说法，就是种下了这种因，自然要收获这种果。

佛家说：世间没有一开始就有的东西，也没有永恒不变的东

佛

西，一切都是因缘和合所生起。所谓"性空"，就是因缘和合所生起的假有，本性是空的；如果自性不空，则不能有，这就是"真空生妙有"。世间的万事万物，都是因缘和合而生，也都将随着因缘分散而消失。因此，我们眼睛所看到的一切现象本性都是"空"，都是缘起而"有"。

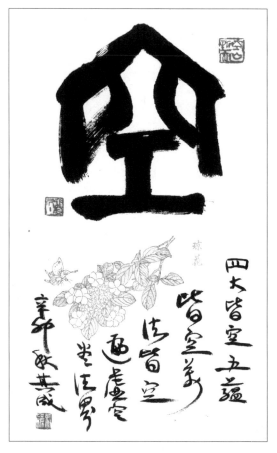

举个例子来说，手里的一杯茶，杯子本来是空的，有茶叶和水才能沏成茶。水又是哪来的呢？比如说溪水，要有山、有树、有雨水，而水要流下来，可能还需要其他各种条件，这就是缘。这些条件汇集在一起，才有了水。如果从山上挑了一桶水，下山的时候一下子摔倒了，水洒了，那还是没有这个水。所有的条件都聚集了，才有这一杯水。茶呢，是茶树上长成的，由采茶女把它采来，烘焙，即成了茶叶。茶叶和溪水一起沏成了这么甘美醇香的茶。这就是因缘和合，最后生成了茶。

修行也是，生命也是，都是一个缘起缘灭的过程，起于空又落于空，无中生有。在缘起时，不要执着于有。在生命历程中，人们往往会偏重"有"，把得失看得过重。其实人本身就从无中来，最后的归宿必然也还是无。如水必然会干涸，火必然会熄灭，甚至宇宙也一样，有产生与毁灭。如果放眼到一个如此广阔的世界中，那我们的终点是不是就显得那么自然而然，那么微不足道了呢？当然，也不能矫枉过正，如果纠正过度，久而久之，又易落入空道。落入空道的人会觉得对一切都不在乎，就潦草度日，不认真对待生命，最终耽误了修行。实际上，认真去经历人生的种种就是修行的最佳方式。

◎超脱于无常便可得清净

世事本无常，连自己的生老病死都很难在自己的掌控中，遑论外在环境和别人的心。无常就是变化，比如晴朗的天气转瞬间就会下起瓢泼大雨，本来视为知己的朋友到头来却与你为敌，本来是祸事却转而因祸得福等。人时时处在不停变化的世界中，有的人被生活中的变化牵着鼻子走，内心无所适从；有的人却能坦然看待这种无常。今日的花，明日就会谢；今日的友人，明日可能与你为敌；今日的财富和美貌，明日可能成为人生的累赘，让人负累；如此种种，让人喟叹。然而，虽对此现象有类似的感伤，但不同的人基于此而得出的人生结论、所采取的生活态度却有极大的不同。

第一类：消极避世。因为掌控不了生死无常，就认为命运是无法掌控的，于是就不做努力了。放弃自己，日子过得浑浑噩噩，听从天命，不去寻找存在的价值。看起来虽然是活着，但是毫无生趣可言，毫无灵魂可言，更谈不上心灵的修养。岂知，"天命"并非让人自我放逐，越是如此生命愈加无光，能有什么意义呢？

第二类：寻求暂时的慰藉。沉迷于烟酒等事物、寻求解脱的人大概就是此类人了。这样的人也并非不入世，只是常常被生活的无常所困扰，但却不积极提升心灵的修为，而是借助外力麻痹自己，试图忘掉烦恼来求得暂时的宁静。可是无常并非是不去想就能解脱的，也不是借助外力就可以忘记和忽略的，最终酒醒时还是超脱不出世间的种种无奈。

第三类：唯利是图。入世的心总会因世事的各种不如意而痛苦。这类人眼里看到的是"天下熙熙，皆为利来；天下攘攘，皆为利往"。他们将积极享乐，追求成就作为人生目标。这些人无疑是推动社会发展的干将，其在历史中的地位、功绩是不可抹杀的。但可惜的是，太过追求浮华权势的人生态度未必带来美好人生，美好的理想也往往因不切实际而饱受挫折。由于缺乏对人生真相的冷静考察与反思，虽有宏图大志，但执着越多，失落就越多。事实上，就算强如项羽，也只是一时风光；即便是志在必得的曹操，也避免不了经历各种背叛以及丧子之痛等庸常的痛苦，始终无法摆脱心灵的束缚。

以上的种种人生态度（当然不止这几种）都属于相对消极的。正如分析中指出的，也并非全无可取之处，但从根本上说，都无法从无常带给人的不自由中解脱出来，因此就永远会有一种漂泊之苦。

可能有人会说，我又不是佛，哪那么容易摆脱无常带来的人生困惑？但按佛家所说，每个人都是佛、是菩萨，只不过还未悟道，是未得道的菩萨。那么获得解脱的圣人与同处世间的凡夫有何不同呢？佛教认为，对普通人来说，顺境中容易增加贪念，受苦时容易增加嗔恨，不苦不乐又会增加愚痴；对于得道者来说，"多闻于苦乐，非不受觉知，彼于凡夫人，其实大有闻；乐受不放逸，苦触不增忧，苦乐二俱舍，不顺亦不违"（《杂阿含》第470经）。可见，大家经历的也许相似，但感受到的和做出的反应却有很大差别，关键在于明白的人透过现象看到了本质，于是不再有所执着，就得到了自由，得到了超脱和心灵的清净。

是否只有菩萨才算得道，凡人就只能在人欲中受煎熬？首先，你可能要问菩萨是什么样的人，简单地说，是上求佛道，下济群生者。菩萨发心，往往因为不仅感觉到自身所受诸苦的煎熬，更产生了对众生的深切同情，从而产生了普度众生的大愿。对于喜欢佛学，又并未深入的人来说，要做到尽量多地为众生服务，为求道精进，的确是要"难行能行，难忍能忍"。在学习和感悟的过程中，我们能获得的是迥异于俗世悲喜的纯净愉悦。重要的是不避世，不试图硬生生地摆脱无常的世间，而是在当下远离贪念，求得内心的平静。

现下有许多为慈善而努力终身的人，其目的不是为了给自身谋福利，而是以他人的福祉为先，超脱了私心，不为利益，以己心推人心，这就是一种对抗无常的修行。无所求就能无所苦，也许帮助别人的同时自身要奔波劳碌，但是心灵必然是清净无负担的，福报也会不断累积。

从以上的分析可以看出，佛教的无常观并非如世人所理解的那样是悲观消极、教人出家避世的。相反，它承认人有能力与权利去追求最高尚最深刻的快乐，即无私和施与，并指出了可行之路。如果抛却某些人因理解偏颇、所行不当带来的不良影响，其积极意义是非常值得肯定的，对人亦更为尊重、关心。心若不净，容易得病，心病是比身病更难医治的，佛家养生更注重养心。人在世间而有一颗相对出世的心，身虽要处理繁杂琐事，但因有了佛家的信仰为支撑能不心劳，就可以笑看人生各种变故，只当作是人生的一种经历，提高修行的一种历练，如此便能处变不惊，更能从容地对待人生。

◎生老病死皆因果

人为什么会生病？大家可能会说因为外感风寒，因为虚火上升，因为体虚不调等。在佛家看来，生病的原因除身体四大不调之外，还有因果业报的作用。佛家特别重视因果律对生命和修行的影响。因果律是贯通过去、现在、未来三世，而又连接过去、现在、未来三世。现世承受先世的业因，成为现世的业果，现世的行为造作，既是后世的业因，也可加入先世的业因，成为现世的业果。从佛家的角度看，生病有可能就是造业过多的业报，是因缘聚合的结果，何时死去，也都要看你积德多少，或造孽有多重。你不知道何时会报，所以要保证有一个健康长寿的身体，就要多积福德。这并不唯心，我们的身体之所以不好，可能有遗传因素，可能有病毒感染，可能是积劳成疾，也可能是环境污染……这些业因造成了我们最终生病的业果。如果懂得善待自己，善待身体，善待他人，那必然身体康健，身心安乐，这就是我们积下了福德，自然会有好的业报。其实这样做不仅仅是为了自己，如果有一个好身体、好心态，对我们孕育的下一代也是一笔先天的财富，也就等于为后代积了福德。

　　每个人都希望自己能够幸福安乐，不愿贫困痛苦。但人一旦来到世间就得经历生老病死，就算有快乐也是短暂的。人为什么会落入这种苦难的境地，根本原因是因为我们的痴愚、贪爱、瞋恚。《圆觉经》中说："一切众生，从无始际，由有种种恩爱贪欲，故有轮回。"只要有恩爱贪欲，就逃不出轮回。痴愚即是无明，人们的意欲大多是盲目的，以盲目的意欲指导行为，这种盲目的不能见到世间实相的意欲就是无明，也是我们执取和贪爱的根源。不了解事物的本性，被痴愚所驱使，对自己喜欢的事物产生爱乐之心，而对不喜欢的事物产生愤憎感；又因为贪爱与瞋恚，助长了痴愚。因为它们，导致我们的心灵扭曲。我们常常会说"我觉得""我认为""我可以"这样的话，这就是由痴愚、贪爱、瞋恚三毒构成的每时每刻的我执。我执，指人类执着于自我的缺点，包括自大、自满、自卑、贪婪……或者自我意识太强，或者太关注自己而忽略别人等。有情众生为了满足自身的欲望而种下或善或恶的业，如此种种造成了众生的苦难。

　　如果大家都明白了因果的关系，就应该能看到无限的希望。当大家都明白因果要由自己负责，才不会像赌徒那样，不计后果地押注，恣意挥霍自己的人生，也不会受到外界的种种诱惑，种下恶业。善恶自造，苦乐自招，心不敢如野马，任性而行。善有善报，恶有恶报，天网恢恢，疏而不漏。神不能给我们幸福，也不能剥夺我们快乐的人生，自己才是起惑造业、轮转生死的掌权者。佛说，你前世种下什么样的因，等到因缘际会时就会结出什么样的果。这就是："欲知前世因，今生受者是。欲知后世果，今生作者是。"又说："假使百千劫，所作业不亡。因缘会遇时，果报还自受。"这些都是因果报应真假的最好说明。就像我们如果爱吃垃圾食品，不但自己的健康会受到损害，还会带给孩子不良的影响，而孩子身体里的不健康因素又会传给后代……这样即便我们的身体现在没出现什么问题，也会让恶果不断地延续下去，即使不报在自己身上，也会在子孙后代身上有所体现。

◎外缘也会影响因果业报

从先世的业因到现世的业果，中间还要加入许多的外缘，方能成为业果的事实，这些外缘，就是现世的努力与懈怠、作善与作恶。因此，不要以为一切都是注定了的，就不需要再行善积德。

就像有的人先天的体质不好，但是他每天早上都出去打太极拳，饮食也很健康，又常常帮助别人，保持一颗感恩与淡然的心，那么他的健康状况肯定就会向好的方向转变。很多人即使得了重病，但只要保持积极的生活心态，立即改变以前的不良习惯，也能收到很好的效果。这就是外力对先天的影响，它是我们能够改变的

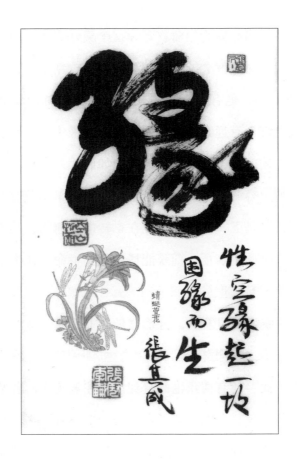

性空缘起一切
因缘而生
张真成
蜻蜓草花

因素。

只有在深信因果的基础上，才能自觉地布施行善，戒各种恶行恶习，不为今生后世种下恶因；这样既能转变和消除过去的罪业，又能培植现在和未来的福德。所以说修习佛法的人，必须从深信因果、止恶行善做起。

三、人身难得，应加倍珍惜

佛家没有道家那么注重生命的延续，但是佛家提倡珍惜生命，所谓"生死事大，无常迅速"。人不知道生从何来，死往哪去，但是却可以在生时用心体验生命，延续这个美好而珍贵的过程，因为你不知道它什么时候就会结束。"孤坟常埋少年人"，有很多人刚出生就得病去世，也有人在生命最璀璨的青年时代就遭遇事故而死。这些人也许也有远大的抱负，可是已经来不及施展，让人扼腕叹息。天妒英才的例子更是比比皆是，如唐代诗人王勃、李贺，清代著名词人纳兰容若，诗人徐志摩，功夫巨星李小龙等。佛家说人有六道轮回，可是下一轮回是否存在，转世为何物，都不得而知，我们能做的就是此生修福，期盼能尽量延长生命，在生命结束后，也能将福德带入下一世。

佛家第一戒就是戒杀生，自杀也是犯了杀戒。虽然那是自己的身体，但佛家认为万物有灵，一切众生、一切有情都具有真如本心，即佛性，而一切有情众生的真如佛性住五蕴中，若破坏众生的五蕴身体就是杀生。自杀破坏了自己的五蕴身体，当然是杀生。自杀者往往是因为精神或身体上遭受极大的痛苦而想要解脱，但是从佛家的观点来看，自杀者是有罪的，而且这个罪会延续几世，是很大的罪。人身源自父母，而成长又要经过社会众人的帮扶，所以人不该只为自己而活，还要懂得回报和给予，完成来到这个世界的使命。对于想要自杀的人，作为心怀慈悲的各位善行者，应该善加劝导，极力挽回他人的生命，因为救人一命是极大的功德。世界各地就有许多人以劝导有自杀念头的人为己任。在南京燕子矶的悬崖边上，有一块教育家陶行知立下的碑石，上书"想一想死不得"。为什么立这块碑？因为燕子矶曾是一个"自杀胜地"，许多人选择在那里结束生命，陶行知先生在附近开设了一所师范学校，因听闻曾经有自己的学生在悬崖边上自杀身亡，甚为心痛，于是写下了这几个字立在悬崖边上以劝慰自杀者。据报道还有一位善良的老人，常年潜伏在自杀QQ群中，听到谁想要自杀就用自身坎坷的经历激励对方，成功挽救了很多人的生命。这样的人就是怀着佛家的慈悲精神来对待生命的，不但珍惜自己的生命，也同样珍惜别人的生命。

现代人很注重养生延年，也在不断寻求着最佳的养生途径。有的人把自己当作神农，尝遍百草，只为找到补身良药，另外还有人研究中医、西医的各种调养方式，各家自成一统。也有越来越多的人看到佛教对人的身心健康的裨益，开始潜心修行，以求由内而外地解决问题。修习佛法的人若是修习到了一个较高的层次，就能够保持平和的心态、慈悲的胸怀、心无杂念，至少不会犯由心急气躁引起的疾病，如心脏病等，所以珍惜自己应从学佛开始。

◎佛家惜身养生应避九因缘

佛门弟子大多高寿。在饮食方面，佛家提倡的素食、少食都是减轻身体负担的饮食方法，佛家的禅定、诵经和独有的养生功法又能内调外养。因此修佛的人都能够筋骨强健，内心安宁，自然也就能健康长寿。

若按照佛家的饮食和修行法来做，一般都能够有较好的精气神和较长的寿命，但有的人为什么就短寿呢？佛家的医典《佛说佛医经》把人不到寿而死的原因归纳为9个：一不应饭为饭；二不量食；三不习食；四不出食；五止熟；六不持戒；七近恶知识；八入里不时，不如法行；九可避不避。

其中，不应饭为饭（刚吃完饭又吃）、不量食（食无节制）、不习食（吃饭不定时）、不出食（未消化又吃）4条都是说饮食没有规律，要么就是不定时，要么就是不定量。这样会扰乱身体消化系统本来的秩序，导致肥胖或肠胃功能紊乱等病症。

佛家讲究过午不食，吃的食物也都是很简单朴素的素食。因此现代人为了减肥或治病，都采用佛家的饮食方法，几个月之内便可看到明显效果——身体变得轻快了，皮肤也变得光滑了，一些因肥胖而导致的病症如糖尿病、高血脂等也都好转了。

"止熟"，是说忍大小便，这当然会给身体的肾脏系统造成压力。人有三急，一来就要马上去排掉。

其余几个原因是教导人要端正行为的。"不持戒"就是犯戒，不论是酒戒、色戒还是杀戒，都会带来不良的后果；"近恶知识"就是与不三不四的人亲近，受到不好的影响；"入里不时，不如法行"，去到别人家里不规矩，动了贪心妄念，闻见不宜视听的事情不避讳等；"可避不避"就是对于可以避免的不必要的伤害不去积极加以避免，比如出门见到打架斗殴等祸事或是猛兽、恶人却不躲避，以致遭殃，这跟儒家说的"君子不立危墙之下"和"非礼勿视，非礼勿听，非礼勿言，非礼勿动"是一个道理。

对于以上致害的九因缘，前4个原因可导致身体内部生病，后5个可导致外伤，都是应该避免的。从预防角度着眼，能避则避，身体排除了内忧外患，必能长寿。

四、人有八苦，脱离苦难才能安乐

我们为什么要养生？是为了健康，为了快乐。只有摆脱了人生的苦难，无论是身体的还是心理的，人才能最终获得幸福。2012年的著名问题"你幸福吗"引起了全社会的广泛讨论，什么是幸福，恐怕每个人心里都有一个答案。每个人的生活中都有自己的困扰，自己的苦楚，谁能简单地回答说"我很幸福"呢？对于人生的苦，佛家认识得很透彻，佛家认为人生有八苦，即是生苦、老苦、病苦、死苦、爱别离苦、怨憎会苦、求不得苦、五阴炽盛苦。有人说生活就是生下来，活下去。既然活着就要经历生老病死的折磨，无人可以幸免。又因为人是有思想有意识的，也就有了各种感情和欲望，就要经历各种心理上的苦。想要消除心里纷杂的欲望的人经常借助苦行来作为修行的方式，隐居山林，每日吃斋诵经，以修得心灵的平静，但是我们大多数人是做不到完全脱离人世纷扰的，所以很多人选择在家修行佛法以获得心灵的平静。

身体上的病痛是可以治愈的，但心理上的苦楚往往很难医治，大部分要靠自己的力量来摆脱。什么是爱别离苦？被爱人背弃、亲人离世、背井离乡等都会让人遭受撕心裂肺般的痛苦，这时候的感觉就是叫天天不应，叫地地不灵。为什么呢？大家都认为一旦拥有了，那个人、那件东西就是我的了，这就是占有欲，所以一旦失去或改变了，心里就会很痛苦，继而产生憎恨。佛家为了解救世人脱离爱别离苦，告诫世人"由爱故生忧，由爱故生怖，若离于爱者，无忧亦无怖"。爱情、亲情、友情都让人依赖，让人害怕有一天会失去，若是没有了这些爱欲，就不用担心和害怕了。其意思并不是佛家让人不去爱，而是把这种对某一个人或某一事物的钟爱变为大爱，化为对众生的慈悲。佛曰：无我相，无人相，无众生相，无寿者相，即为离于爱者。众生就是我，就是你，就是他，所有人都是平等的、一样的，都值得被爱，所以佛家的爱不是狭隘的，这种大爱就不会生出占有的欲望。没有占有欲就不会担心失去，就不会痛苦。

我看过一个报道，有一些失去独生子女的老人，他们互相慰藉，互相扶助，把原来对子女的爱倾注在很多贫困地区的孩子身上，资助他们上学，关心他们的生活，这让这些老人又重新找到了生活的目标，重新看到了漫漫人生旅途的意义。这就是大爱，只要人还有爱的力量，就会有希望。爱是可以由此及彼的，是可以培养的，是可以无私奉献的。试着把对家人的爱传递到更多值得爱的人身上，爱就升华了，我们的人生道路也就宽广了，生活就更有意义和更有方向了。

若是和仇人每日朝夕相处，也是一件痛苦不堪的事，这就是怨憎会苦。比如有的夫妻反目，却因为种种原因还要每天睡在一张床上，在一个桌子上吃饭，这就变成了一种煎熬；或者是单位里有跟你不和的人，偏偏领导把你和他安排在一起工作，每天抬头不见低头见，这该多难受！但世间本就因为形形色色的人才显得丰富多采，这类人不同于那类人，每一类人有每一类人的生活方式、处世哲学，我们不能强求别人与我们相同，在我们厌恶着别人的时候，也许我们的行为也带给别人不快，这是相互的。那就敬而远之，也就相安无事了。对于无法改变的事，用一种宽容的态度接受是最理智的行为。由厌恶而诋毁、怨怼，只会带给我们身边的人更多的烦恼，也让我们沦为狭隘的小人。

除了爱欲，人还有贪欲，如贪财、贪虚名、贪美色等，但不是世间你想要的东西都能得到的，于是就有了求不得之苦。求不得就会有失落感，要么就悔恨曾经没有足够努力，心理失衡，要么就是看到别人得到了而产生强烈的嫉妒心理。这种情绪毒素累积到一定程度就会爆发出来，不是伤害自己的身心健康，就是伤害别人。但是人的贪欲是无穷无尽的，就算想要的东西一时得到了，也无法满足。越是获得的多，新的欲望产生得也就越快，循环往复，所受的苦也就没有止息。而在佛家看来，色不异空，空不异色。财富、美色、虚名都是空无一物的，何苦劳心牵挂。

有一个很有趣的故事，一个勤勉的富翁看到一个年轻的渔夫懒散地躺在沙滩上晒太阳，就对渔夫说："这么好的天气，你怎么不去打鱼呢？"渔夫反问道："打了很多鱼又能怎样呢？"富翁说："你可以变得富有，以后到了我这个年纪，你就也能成为一个富翁了。"渔夫又问："那又怎样呢？"富翁有点哭笑不得，说："有很多钱后你就可以做你想做的任何事了。可以悠闲地享受沙滩和阳光。"渔夫笑着说："可是我现在已经在享受沙滩和阳光了。"

一个人得到多少，是否快乐，很大程度上取决于自己怎么想。你一定不是世界上最痛苦、最贫穷、最生不逢时的那个人，也不是最快乐、最富有、最幸运的那个人。但如果放大痛苦，人生也就痛苦；若放大快乐，人生也就充满快乐。

五阴炽盛之苦（也叫五蕴炽盛之苦）中的阴，意为遮蔽，五阴的色、受、想、行、识互相作用，让人迷失自我。简单地说，色就是物质，受就是纳受，想就是想象，行就是造作，识就是识别。比如看到别人得了一件宝贝，这就是色阴；感觉到嫉妒，这就是受阴；想着为什么好运没有轮到自己头上，这就是想阴；去做一些破坏的事情，就是行阴；最后意识到自己这么做是错的，就是识阴。人因为总有很多欲望，总想要活得更好，就会执着于各种感官的享受，不断追求，不断索取，这些都是造成人痛苦的根源，这种痛苦就像火一样在周身燃烧着，所以叫作五阴炽盛。要想远离这种身心焦灼的感觉，就要"远离颠倒梦想"，摆脱一切不实际的欲望，明见事物的真实面。

其实大家闲暇的时候可以读读《心经》，这对清净身心是很有好处的。比如在交通堵塞时，心烦气躁，这时候就诵读《心经》，读了几遍之后，心就感觉到通畅了、平静了。这个时候的等待也就不焦躁了，这难道不是《心经》起的作用吗？所以，在你遭受无名烦恼时，尝试一下诵经的方式，有益于清净身心。

◎修习"戒定慧"可离苦得乐

戒定慧的对境就是贪嗔痴，贪嗔痴为三毒，又称三垢、三火。贪即贪爱、欲念，对于想要的东西非得到不可，得不到就会生嗔；嗔，不合自己心意就会怨恨，心生恼怒；痴，不理智，执着以致迷惑了心性。这三毒可以概括为人心理的根本烦恼的来源。比如贪，贪吃易肥胖，贪睡误勤奋，贪声色容易被声色所乱等。戒贪念就要多布施，对众生如对自己一样爱护，就能逐渐减少占有欲，即贪欲。人一旦遇到逆境就容易起嗔，开始怨天尤人，心生不平。而戒嗔念就要修忍辱，能忍常人所不能忍。要戒掉痴念，需要修行佛法，去除无明和愚昧，明心见性。贪嗔痴是可以通过修行转化为戒定慧的，贪嗔痴若是毒药，那就只有戒定慧能解。

修行戒定慧要遵循闻、思、修的步骤，闻道容易，悟道和修道难。

佛家有十戒：不杀生，不偷盗，不邪淫，不妄语，不饮酒，不涂饰香粉，不歌舞观听，不坐高广大床，不非时食，不蓄金银财宝。不杀生，凡是有意识的生灵都不可伤害，也不能间接杀害，比如参与生灵买卖等；不偷盗，以不正当手段来获取的财物都算是偷盗，皆须禁止；不邪淫，不可觊觎除配偶以外的异性；不妄语，不可说谎或污蔑、毁谤他人；不饮酒，饮酒容易引起行为不当，造成不良后果；不涂饰香粉，即不化妆，不擦香水，不戴首饰，主要是提倡简朴，不执着色身；不歌舞观听，是让人不要贪图声色犬马的感官享受；不坐高广大床，是提倡吃苦，更有利于修行；不非时食，佛家讲究过午不食，进食有规律；不蓄金银财宝，即不贪财，去除物欲。要做到这十戒可以根据个人情况，按阶段来修行。

持戒，概括来说就是诸恶莫作，众善奉行。大诗人白居易曾问鸟巢禅师："什么是佛法的宗要？"鸟巢禅师说："诸恶莫作，众善奉行。"白居易是一个大学问家，听了禅师的话以后，很不以为然，说：“这两句话，三岁儿童也晓得，有什么了不起的。”鸟巢禅师接着说：“三岁儿童虽晓得，八十老翁行不得。”持戒是需要吃苦的，尤其是一般老百姓，长期坚持并不容易，但是真能做到持戒是能够让人功德无量的。

有一个故事说的就是不持戒所造成的恶果。从前有一个修行人，借住在一个地主家里，靠地主的供养生活。地主有很多钱财，因为担心被盗，就想到埋在修行人居住的草屋下面，地主认为修行人都是持戒的善人，不会偷盗自己的东西，修行人也让地主宽心，说自己是不贪钱财的。但是，地主一走，修行人转念一想，何不拿这笔钱舒舒服服地过日子，于是就把这钱挖出来藏到别的地方。翌日，修行人就向地主辞行，感谢地主的供养，就拿着钱走掉了。等到他走后，地主想要把钱挖出来，才发现已经不见了，这才恍然大悟，一路追赶修行人。最后把钱追了回来，并把他打了一顿。而这个修行人最终因为犯了戒，下一世转世为畜生。如果不是一个念头毁了修行，说不定他还能再次转世为人呢！这说明持戒并不容易，一念之差就会招致业报。故事中的修行人就是还未修到数，定力不够，还有贪欲。

还有一个故事说的是一个德行高尚的修行人。这位贫穷的修行人平日里行行走走，以乞讨来填饱肚子。某一天，他饿得实在走不动了，恰好停在一位富有的珠宝商家门外，就进去讨口饭吃，珠宝商的太太为他端来了饭菜，修行人津津有味地吃着。这时，珠宝商拿了一颗世所罕见的珍珠走了进来，见修行人在吃饭，也没有防备他，就放在了他吃饭的桌子上，然后进屋去了。恰巧珠宝商家养的鸟儿飞了过来，衔起珍珠就吞进了肚子，修行人看见了这一切。等到珠宝商出来之后，在桌子上没有找到珍珠，就问修行人有没有偷他的珍珠，修行人说没有。但是珠宝商一口咬定是修行人偷的，拿起棍棒就向修行人打来，打得他口吐鲜血。这时候鸟儿恰好飞过来，撞到了抡起的棍棒上，撞死了，珠宝商举起棒子还要再打修行人，这时候修行人大喊："住手，珍珠被这只鸟儿吞进肚子里了，不是我偷的。"珠宝商命人把鸟肚子剖开，果然发现了珍珠，珠宝商这才知道错怪了修行人。当问起修行人为什么不说清楚时，修行人回答："如果我说了，你必定会杀死鸟儿剖开它的肚皮来取珍珠，这就会伤它的性命，现在它已经死了，说了就没关系了。"这番话令在场的人十分佩服修行人的高尚德行，这个修行人因为持戒不杀生也将得到福报。

先要持戒，然后才能谈得上修定。定即禅定，外不着相，内不动心。一切外相与妄想都可在禅定中消除，定下来的心就像纹丝不动的水，照得见底。静心生智慧。定是生智慧的有力工具，以定境来观照，智慧会更广大。

要想在生活中保持内心的平和宁静，就要平日里多修习定念。当年释迦牟尼就是在定中悟道的。经籍记载，释迦牟尼佛悟道之前，曾随外道高人修持过几年，后来发现不能彻底解脱，便放弃了。又苦行了6年，也不能悟道。他还亲自验证了外道和苦行，都不是正道，于是才在恢复了身体之后在恒河边的菩提树下修定，用6天6夜的时间得四禅八定、六神通、意生身，终于悟道。

释迦牟尼在这6天6夜当中经历了美女的诱惑、妖魔的恐吓等，俱不为所动，最终成佛。其实，这也是我们每个人都会面临的魔障。生活中，许多人希冀买彩票中大奖，希望有艳遇，希望遇见的每个人都是自己的福星，带来好运，实际上很多都是考验心性的魔障。如果没有定力，不能自持，往往就会沦陷在无穷尽的欲望中不能自拔。为了一时的爱欲而亲离子散，为了贪欲与朋友一刀两断，这样的例子还少吗？

修定，就是教我们不属于自己的不要去贪心，珍惜现有的、踏实的幸福生活，这样才能求得心灵的宁静。一旦有了能够抵抗外物的诱惑的定力，心不妄动，就生出了智慧。

慧是指各种智慧。在戒、定、慧三学中，慧是核心，是最终目标。甚至可以说，在修养身心中，一切理论的核心都是慧。

慧分为闻所生慧、思所生慧、修所生慧，也就是说智慧可以从学习中得到，可以从思悟中得到，可以从修行中得到。而由定所生慧，则偏重于修所生慧。

在戒、定、慧三学中，戒、定都是为慧服务的，不能为了戒定而戒定。当戒定成为得慧的障碍时，不应该死守，而应对其做相应的调整。

同时，有了智慧，也可以促进戒、定的调整和进步。

虽然慧是一切教法的核心，但在修学中，应定慧双修。定与慧如同车子的两个轮子，缺一不可。只强调定，不强调慧，则失去了定的目标和方向；只强调慧，不强调定，则失去了慧的支撑和生起的工具。

守戒，禅定，然后开大智慧。做到这些时我们离摆脱痛苦，离健康，离幸福也就更近了。

◎ "八正道" 度人脱离苦海

通过前文我们知道了人生有八苦，而养生就是为了消除八苦，从而得到健康和安乐。那么最直接的摆脱八苦的方法是什么呢？是八正道。

八正道即正见、正思、正语、正业、正进、正命、正念、正定。

正见。识因果，明邪见，是谓正见。时时遵守道德的高标准，以善心对人处事。在工作和生活中，各种信息的杂糅很容易让我们思维混乱，不明就里，做出错误的抉择。这时候，正见就显得很有必要了。始终严守着自我的道德底线，不害人，不误解人，久而久之，别人就会被你影响，最终认可你的观点。

正思。常思济物利人，是谓正思。做事常常站在对方的角度想，在发生冲突时多反思自己的所作所为，是否侵犯了他人的利益，是否正直。常常自我反省，就能平和心态，理解他人，达到生活和工作中的人际关系的和谐，也能够为身心营造一个泰和的状态，最终受益最多的还是自己。

正语。远离妄言、两舌、恶口、绮语，常作真实、委婉、柔软、审思之语，是谓正语。未经证实的事情不要随便讲，不要骂人说脏话，也不要说虚妄的甜言蜜语，这就是正语的内涵。实际上，语言和思维是成一体的，有正见自然有正语，"伤人以言，深于矛戟""祸从口出"、这都是妄语对自己、对他人造成危害。如果不能保证说出的话都有深意，但至少要含有善意，这样他人才会尊敬你，这也是福德的一种积累。

正业。就是正行为。可以做的事千千万万，很难说都是对人有益的，有很多人为了牟取暴利做了为人所不齿的事，即使政府官员也有各种贪污腐败的例子存在，这就是不务正业。但是，夜深人静时，问问自己的良心，你做的事情是不是违背良心，是否对他人有益。如果不是，愧疚感会时时困扰着你，晚上还睡得那么踏实吗？不怕被你侵害的人反过来这么对你吗？所以，只为睡个好觉，也应该注意自己的行为，不做恶人的帮凶，而是做推动社会正义的人。

正进。正精进，又叫正方便。见恶务去，见善务兴，力行不息，是谓正进。正进就是选择一个正确的目标并坚持行进。比如按照佛法的道行善积德，布施放生，就是一种正进；又比如孝敬父母，爱护子女，敬爱他人，也是一种正进。坚持正进，修身养性，就能提升自身的福缘，累积好的因缘，以求今生过得安心安乐。

正命。命指生活。它有3个层次的意思，第一层次是生存，第二是生活，第三是生命。学佛学，尤其是禅宗，要参透生命，按三法印四圣谛去生活。作为出家人就按出家人的戒律来修行，按出家人的方式去生活，就是正命。作为要养生的普通人，就应该按照自然的、和谐的规律去生活，比如何时起床，何时吃饭，何时睡觉，都是正命的一部分。要想生存、更好地生活还要有谋生的手段，就是我们从事的职业。我们选择职业的时候一是要考虑能不能使我们生存下来，还有就是有什么社会价值、有没有意义、会不会对社会和他人有一定的帮助。偷盗、诈骗等也能赚很多钱，但这是正命吗？显然不是。没有走正途是不能够摆脱人生苦难的。

正念。正确的意念，它是一种智慧，能够分辨是非好恶。在现实中，偶尔生出的错误念头，往往可能导致很严重的后果。害人之心不可有，时时存慈悲之心，才能达到修行的圆满。

正定。定是禅定。禅定就是进入极度虚空的状态。要把心定在一处，不改变，不动摇。禅定有四境界，即初禅、二禅、三禅、四禅。就像盗梦空间，一层一层的，抽丝剥茧，从正见最后到正定。心定则一切外物都无法侵扰你。在想做一件事的时候，尤其需要坚定信念，持之以恒。我们现在讲的是修佛养生，养生的信念若是深植于心，就能排除干扰，不畏艰难，达成目标。正就是符合自然大道的，按照这个方法做，也就是正了。

八正道无疑是修养身心的绝佳方法，有了戒、定、慧的修行方法，再加上八正道的修行方向，就能入得佛学的法门。很多人都觉得人生经受的痛苦太多，其实大部分是自己造的业太多。想要真正脱离苦海，就要依靠八正道。八正道就是一艘坚固的船，能够渡人脱离这个苦海，那时，"直挂云帆济沧海"就指日可待了。

◎ 以佛法治愈人的心理问题

说到对心灵健康的治疗，佛法远远早于西方的心理学，佛法以它特有的方法，调适人的心理，帮助解决人生诸烦恼，被称为心的智慧。

孙中山曾说，佛学乃哲学之母，可补科学之偏，弥补法律的不足。法律只能制裁以身试法的人，佛学却能防患于未然，教化人的心灵，使人诸恶莫作，积极向善。佛教善于分析人的烦恼产生的根源，使人从根本上意识到自己行为的动机。比如人生八苦，比如贪嗔痴三毒，都让人看清活在世上到底是什么在困扰着自己的内心，从而对症治疗。

修习佛学的人，内心是祥和的，即使有烦恼，也能够以积极的心态来面对，表现在脸上，就能让整个人呈现出宁静祥和之态。修习佛学会让人内心强大起来，仿佛有了最强有力的靠山，那个靠山就是佛。心不静的时候，念诵佛号或佛经，能让人逐渐平静下来，常常诵读佛经，使内心的力量逐渐积累，就会比其他人更坚强。

有人说，我即使不修习佛学，也是善良的，但是普通人的善良往往只针对自己关心的人，或是自己的小圈子。而佛教的慈悲，是对世上众生的慈悲，是大善，这个差别就很大了。只针对一小拨人做好事，当然也会有福报，但是这个福报是有限的。如果能将芸芸众生都看成自己的至亲好友，都善待他们，这个福报将会很大。长期积累下来的福报就会体现在你的事业、家庭、交际圈中，那么自然做什么都会顺风顺水，那时人的烦恼自然会减少许多，还会有抑郁症等心病吗？

可能每日的生活琐事让大家很少有时间去关注自己的内心，去发掘自己的觉知力，而事实上每个人都有成佛的潜力。什么是佛？上面也说了，众生都是佛，只是有的人悟了，有的人还没悟到而已。采用正确有效的修行方法，就能让人更快地摸到修行的法门。

佛家的心理治疗的具体做法有很多，举以下3种方法为例。

1. 诵念佛号。诵念阿弥陀佛、释迦牟尼佛等佛号，能帮助我们觉悟自心、引出内心的佛性，开启智慧，达到极乐世界的彼岸。

2. 静虑。经常静坐冥想能减轻生活的压力，缓解精神紧张。冥想是把念头集中在一个物体上，通过向内的探索激发出人蕴含的心灵潜力，释迦牟尼就是在静坐冥想中修行成佛的。冥想能够提升人的幸福感。科学家也认为，冥想有望用于治疗创伤后的精神失调，这种病的病症包括产生一些极端的想法、情绪麻木以及过度警觉等。

冥想最好选择固定的时间、地点进行，这样能很快放松精神，清空头脑，进入冥想状态。冥想之前可以先深呼吸，然后让呼吸保持平稳。进行冥想时心神如果有些游离，也没关系，经过一段时间的练习心神就会安定集中，之后把心念集中于一点。刚开始练习时间可以短一些，次数少一些，以后慢慢增加次数和每次冥想的时间，练久了就会收到心理调节的效果。

3. 数息观。数息观的修法即观呼吸的出与入，这种静静数着自己呼吸的修行方法能让人在焦虑中平静下来，调节情绪。初学数息观时，杂念多的人最好是在心里从一数到十，呼一口气时数一，呼第二口气时数二……从一到十能够数五圈而不乱，就是心比较静、杂念较少了。当心已经很静时，甚至能很明显地察觉到自己的呼吸的长短、强弱、冷热的变化，这时的数息观就是修到一定程度了。

除以上调适心理的方法，佛家还有许多修行妙法，都需要循序渐进来修行，当你决定潜心修习之时，也就为自己找到了一条通向快乐的通道。

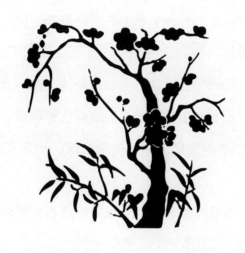

第二章

行为是因，健康是果

一、你怎样对待你的身体，身体就怎样对待你

◎拘那罗王子杀业故事

传说印度的阿育王有一个王子名叫拘那罗，长得非常俊秀，眉目如画，面如朗月，十分招女孩子喜欢。

宫里的一位美丽的王妃对王子一见钟情，有一天她找了一个机会对王子表白。王子知道父亲的王妃如同他的母亲，王子虽年轻，但非常懂事理，绝不会做出颠倒伦理之事，因而拒绝了美丽的王妃。

王妃遭到拒绝后恼羞成怒，生起怨恨之心，指使恶人将拘那罗王子的双眼挖掉，并且杀死了王子。

大家得知这件事都觉得很奇怪，为什么生性善良的王子会得到这样不幸的果报呢?

有一位有神通的比丘尊者回答道："很久以前，在波罗奈国的某个地方，有一个以打猎为生的猎师。某个冬天他发现了一块宝地，为什么是宝地呢，因为这里住着很多花鹿，他每天都要猎一只花鹿回家，挖其双眼并杀之。一年多以后，这些可怜的花鹿通通死掉了。

猎师犯下了杀生的因缘，因此生生世世都会受到挖眼珠并被杀死的果报，今日的拘那罗王子，正是当初的猎师。

这个故事说明了什么呢? 通俗一点讲，就是我们说的"善有善报，恶有恶报"。这就是佛家所说的因果报应，也就是因缘论。因缘论在佛教有着至关重要的地位，可以说它是整个佛教思想的理论

基石。佛教认为，世间的一切事物都是由因缘而生的。所谓因缘，就是事物的起因。有因必有果，这个果又称果报。

佛教中有一首很著名的偈子："诸法因缘生，缘谢法还灭，吾师大沙门，常作如是说。"宇宙间任何事物和现象都是相互依赖的互存关系。我们生而来到这个世界，身心本是纯洁而健康的。假如我们选择了对身体有益的生活方式，早睡早起，一日三餐食不过饱，规律运动，心态平和，那么身体就会趋向健康，疾病就不容易找上门来；反之，如果我们暴饮暴食，缺乏运动，情志过度，就容易损害我们的健康。可见，生活和身体也是相互依赖的关系，身体本是基础，却又是被生活所影响的结果。

◎生活方式决定健康

在佛家的养生观念中，三世因果观始终贯穿其中，春播良种，秋收硕果，人不论从事任何活动都会产生结果，养生亦是如此。

假如我们潜心观察人们的各种生活方式，就会看出许多前因后果。比如说，长期酗酒的人肝脏往往都不好。这是因为酒精要靠肝脏来代谢，过量饮酒就会导致肝脏脂肪代谢障碍。一次性大量饮酒容易引发急性酒精中毒、急性肝炎等，而长期大量饮酒则容易出现脂肪肝、慢性酒精性肝炎乃至肝硬化等。

暴饮暴食者则容易罹患胃病。我们的肠胃在工作一段时间后就需要休息，长期暴饮暴食或者不规律的饮食，就会让肠胃超负荷工作，从而会损害肠胃组织。胃黏膜上皮细胞寿命都比较短，通常每2~3天就修复一次。如果没有一个充分的休息时间，就会使胃黏膜上皮细胞得不到有效的修复，从而引发胃糜烂、胃溃疡等疾病。

而过量饮酒和饮食都会使人体摄入的热量大大增加，过剩的营养转化成糖、脂肪和蛋白质储存在体内，从而引起肥胖。而肥胖则会引发心血管疾病、高血压、糖尿病、脂肪肝、动脉硬化、胆囊炎等病症，其危害人人皆知。

如果长期缺乏体育运动，人的肌肉就容易萎缩，体力会逐渐下降，随之出现精神不振、肥胖、器官功能减退、抵抗力减弱等一系列问题。身体长期处于这种状态下，就容易患高血压、动脉硬化、冠心病、胆结石、糖尿病等疾病。

社会的高速发展增加了人们生存的压力，生活在都市里的人们往往生活节奏飞快，工作和生活都异常紧张，动辄牺牲睡眠，彻夜加班，身体得不到休息，抵抗力就会减弱，进而引发各种疾病。

可见，人要想脱离自然规律，另辟蹊径，创造一种新的生活方式，是充满挑战的。在工业革命之前漫长的封建社会时期，社会的发展缓慢，人的生活方式相对更加自然。老祖宗研究了几千年，留给我们后人的养生观是宝贵的经验，用佛教的语言来说，就是真相，是实相，我们不该轻易打破。

二、好习惯从戒掉开始

◎三皈依

正确的人生态度和良好的生活方式需要摒除生活和思想的糟粕。那么，要怎样才能认清什么是精华，什么是糟粕呢？佛家认为，宇宙间的真理只有一个，我们要依循佛旨来探讨生命的真相，寻求心中的清明，拥有快乐无憾的人生，就要有一颗虔诚的心，就要皈依。对于佛门弟子来说，三皈依是入佛门的起步，而五戒是学佛必须遵守的基本原则。

三皈依就是皈依佛、皈依法、皈依僧，佛、法、僧也就是我们常说的三宝。

这里讲到的佛是每个人心中本来就有的真如佛性，是人内心本来的觉悟，是一种圆满的智慧。一个人如果有了真如佛性，找到内心本觉，就会彻底明白人生的意义，就会恢复本来的真如自性，成为宇宙的大觉。初次接触佛学的读者可能会遇到一些理解上的障碍，佛性这个概念比较深，我们在以下的章节会具体阐述。总之，一个人的内心如果皈依了佛，就会邪迷不生，不会滋生过多的欲望，普通人追求的名利等都不会困扰他。

三宝中的法是指每个人心中本来就有的法规和模范。心中有了法度，内心皈依了正，就会产生正念，心中有了正念，邪见便会被阻挡在门外，如此人就不会再有高低之分，也不会再起贪嗔痴执着之心。

僧就是我们本来清净无染的内心，内心皈依了净，就不会再执着于世间的尘劳爱欲。

可以看出，皈依实际上是一种向内心的回归和依靠。第二次世界大战之后，很多国家为了恢复经济，纷纷走上了高速发展的轨道。于好的一方面来说，恢复和发展使得人们渐渐丰衣足食；于坏的一方面来说，快速的发展使得物欲横流。人类不停地劳作，创造了经济价值与社会价值，却忘记了内心的价值；我们要寻找内心的价值，就要回归被乌云遮蔽的内心，让心沉静下来。《法句经》中说："持戒能让人安然无恙，远离疾病和烦恼，夜晚睡觉时心思清净，睡醒则心欢体畅，可见持戒对养生也有非常积极的作用。"

◎受持五戒

怎样才能做到三皈依？具体做法是五戒十善。

五戒指戒杀生、戒偷盗、戒邪淫、戒妄语、戒饮酒，是佛教修行者的最根本戒律。后来又有八戒、十戒、二百五十戒。

相传释迦牟尼佛在娑罗双树下将涅槃之时，阿难等众僧伤心泪流不止，伤心之余请教佛陀，其中一问："佛陀住世的时候，我们大家以佛陀为师，佛陀涅槃以后，我们以谁为师？"释迦牟尼佛回答道："你问我涅槃以后以谁为师，应以戒为师。"

现在都讲求顺应人性，讲求顺其自然，活得好好的，为什么要受戒，为什么要自寻烦恼呢？我们从五戒中找答案。

第一，戒杀生。所谓戒杀生，就是不侵犯他人的生命。万物都有佛性，万物都是有情、有灵的生命。不杀生，也就是对生命的尊重。原则上说，我们不应伤害一切有情的生命，不应伤害一切有感知的性灵，上至诸佛圣人师僧父母，下至纷飞蠕动微细昆虫。但对于不是在佛门剃发修行的众生来说，不杀生主要是指不杀人。杀人是犯极重罪，是戒律中的根本大戒。如果杀死鸡鸭等，是犯了比较轻的罪，属于恶作，虽然一样有罪，但跟杀人不一样。我们生活在法制社会，对人的生命是极其珍视的，如果杀了人就会进监狱，就会失去自由，甚至要付出生命的代价，所谓杀人偿命，这也是前面我们所讲的因果业报。佛家主张不杀生，是为了让人生出慈悲之心，人在由孩童成长为成人的过程中，受到太多影响，生出太多邪念，我们的慈悲之心就被暂时掩埋了。

《分别善恶所起经》说到5个不杀生的果报：一为寿命增长；二为身心安稳；三为不会被刀兵虎狼所伤害；四为得生天上，寿量长远；五为常生人天，受胜妙乐，乃至成佛，住寿无量。对于普通人来说，安享天年是多么令人向往的事，而不杀生，不伤害他人，也不自我伤害，就是长寿的第一步。

第二，戒偷盗。所谓偷盗，就是侵犯他人财物的行为。窃取别人的钱财是偷盗，拿走别人的一针一线也是偷盗，财不分大小，只要起了偷窃之心，就是犯了戒律。说到这里，有的读者会认为戒偷盗是非常容易的，其实不然，这里的偷盗并不限于某种形式，不管是偷也好、抢也好、骗也好，或是走私漏税、欺世盗名，都可以算作是偷盗，因此世人往往犯了偷盗之戒而不自知。偷盗会对别人的生活产生不良的影响，甚至会引起群体的混乱乃至社会的动荡。究其根源，偷盗是贪嗔痴的表现，是一种不清净的行为。我们只有戒了贪嗔痴的心，才能让自己不起邪念，才能自然而然地遵守戒律。

第三，戒邪淫。一般而言，邪淫就是一种不正当的男女爱欲行为，是越过法律，超乎伦理的。具体地说，戒邪淫就是不允许强奸、嫖妓、滥交、重婚以及外遇等男女之间的情事。邪淫之心往往是社会混乱的导火线，比如说我们在上一节中讲到的"拘那罗王子杀业故事"中的王妃，便犯了邪淫之罪，我们先不看王子的果报，单就王妃暗恋王子这件事来看，就超越了伦理，导致了祸乱，王妃虽让王子得到了果报，但从此也种下了自己的孽缘。

《禅林宝训》中说道："夫人之情犹水也，规矩礼法为堤防。堤防不固必致奔突，人之情不制则肆乱。"也就是说，人的情欲就像滔滔洪水一样，而为人处世的道德和行为规范就像堤防一样。堤防如果不牢固就会导致洪水泛滥，而人的情欲如果不能得到规范必然会引起祸乱。这样的例子数不胜数，比如迷恋妲己而亡国的商纣王，烽火戏诸侯只求褒姒一笑的周幽王，这都是因为邪欲不加控制，而造下了恶业。

第四，戒妄语。戒妄语包含了不妄言、不绮语、不恶口、不两舌4个方面的内容。其中不妄言就是指不说假话；不绮语就是不花言巧语，孔子说"巧言令色鲜矣仁"，这里的巧言令色就是绮语；不恶口就是不说伤害别人的话，俗话说"恶语一句六月寒，好言一句三冬暖"；不两舌是指不两面三刀，不挑拨离间。佛家认为口业是最容易犯的罪业，说话实在是太难，"祸从口出"这个成语正印证了这一点，如果言语之中稍有闪失，甚至会导致兵戎相见，这在历史上屡见不鲜。

《贤愚因缘经》中讲到这样一个故事：据说佛陀在世的时候，有一位叫作微妙的比丘尼，她曾是一个有钱人家的太太，因为没有生育能力，她的丈夫就娶了妾，妾又生了子。她心生妒火杀死了孩子，事后拒不承认，说："如果我杀了你的孩子，我的丈夫会被毒蛇咬死，我生的孩子会被水冲走，被狼吃掉，我自己会被活埋。"后来居然一一应验，当她嫁给第三任丈夫时，丈夫死了。按当时的习俗，妻子要陪葬，结果她就被活埋了。幸好后来有盗墓贼掘墓，她才得救。这个故事引入了因果报应的观念来讲述妄语的果报，这是佛家的观点。在普通人的生活中，如果一个人经常口出妄言，从人性的角度出发，事后必然会自责、后悔，同时又会怕别人发现自己的妄言而招致不好的后果，进而良心难安，情绪紧张，这些负面情绪对健康都是有害无益的。因此做人要坦荡、踏实，说话也要如此。

老子在《道德经》中说："塞其兑，闭其门，挫其锐，解其纷，和其光，同其尘，是谓玄同。"人要锉掉自己的锋芒，解脱自己的纷扰，蕴藏自己的光彩，混同自己于尘垢之中。要做到这一点，就要止语，就要缄口。其实，从养生的角度出发，少说话对人体的健康也是有益的。俗话说："口开神气散。"话说得多了，人的精、气、神都容易外散，而说话和气有着千丝万缕的关系，因此要少说话，要把气聚在身体中，心神安宁，才有利于养生。

第五，戒饮酒。佛家为什么要戒饮酒？这是因为古时候的饮酒都是豪饮，一饮必醉，而在酒后迷失了情智，就容易犯戒。

相传印度有一位优婆塞，喝醉了酒，于是盗取邻居的鸡，犯了偷盗戒；烹杀作为下酒菜，犯了杀生戒；邻妇问起，他妄言说没看见鸡，犯了妄语戒；此时又见邻妇貌美，非礼她，犯了邪淫戒。佛家认为，喝酒使人无惭无愧、丧失理智，由于喝酒而造下杀、盗、淫、妄等四重罪，因此应该戒除喝酒。

世易时移，现代人对饮酒的观念有了较大的改变。一般来说，少量饮酒不仅对身体没有危害，还可以加速血液循环，流通气血，舒经通脉，温暖百骸，中医在某些时候甚至会用酒作药引。另外，在民间还曾流传少量的白酒治感冒的偏方。国外的专家也曾表示，每天小饮一杯红酒有益于预防心脏病。《饮膳正要》中对饮酒的利害做了比较全面的概括："酒味辛甘，大热有毒，主行药势，杀百邪，通血脉，厚肠胃，消忧愁，少饮为佳。多饮伤脾折寿，易人本性……饮酒过度，丧生之源。"不管这些观点正确与否，我们可以看出现代人喝酒并不是一味追求"一醉解千愁"。如果饮酒的目的是单纯有益的，只需要把握饮酒的度即可，如果失了这个度，酒精肝、脂肪肝乃至肝硬化等各种身体问题便会出现。

实际上，醉酒的结果和吸毒何其相近。所以戒饮酒实际上可改为戒吸毒。这一戒的目的主要是为了让人思想清明，保持智慧之心，因此从现代意义上来说，就是要戒除一切使人乱性、让人上瘾的毒品。

◎戒掉坏习惯，保养好身体

在具体了解了五戒的含义之后，我们可以看出，这五戒实际上是由心而生的。我们本来就含有慈悲心，所以不会杀生；看到偷窃的行为，我们会自然而然地产生一种强烈的羞辱感，所以我们不偷窃；我们会全身心地去爱一个人，所以内心就不愿去做邪淫之事；我们在说话的时候会谨慎自持，所以不妄语；我们坦然追求智慧的明朗，所以不醉酒，醉酒换来的只是无尽的空虚感。具有大根器的人，如释迦牟尼佛这样的人本不需要生出这五条戒律，因为戒律自在心中；但是芸芸众生大多都是小根器的人，因为邪欲迷眼而无法自持，这时就需要遵守戒律，让自己清净下来，才有可能找到自己心中的般若智慧。

从养生的角度来看，不杀生意味着素食。素食对人体的健康有着积极的意义。首先，根据营养学家研究，素食者比非素食者寿命更长。墨西哥中部的印第安人是原始的素食主义民族，平均寿命极高。其次，素食者体重普遍较轻，血液中的胆固醇含量普遍较少，肉食者血液中的胆固醇含量则相对较多，往往会造成血管阻塞，容易罹患心脏病，引起"三高"，甚至诱发癌症等疾病。再次，素食可以减轻肾脏负担，远离肉类中寄生虫的烦扰。据称，食素者往往性格温和，精力充沛，心境清明，这正是我们常人所要追求的祥和状态。

我们所要远离的五戒中的恶行多数是贪嗔痴的表现。心中有太多贪欲，太多想得到的东西，无论是财富也好，名誉也罢，太执着于追求这些身外物，就容易犯戒。只有常常修持自己的内心，让自己的内心清净，明白生命的意义，才不至于陷入无尽的求索当中，人的心灵才能得以解脱。只有心境自由，内心通明，思想反哺于身体当中，才可能拥有真正健康的身体。

三、用"六度"来治疗六种病

◎健康的身体由心来创造

六度，又称六波罗蜜多，即布施、持戒、忍辱、精进、禅定、智慧，这是佛教中修行成佛的重要途径。生命的每个阶段好比条条河流，河流的此岸是苦，彼岸是乐；激荡的波浪或是暗涌的河水就是渐欲迷人眼的乱花；我们撑船也好，蹚水也好，不管用什么样的方法，目的都是为了渡过这条河，前往极乐的彼岸，也就是佛教所说的涅槃重生。

而六度，就是6种"渡河"的方法，是治疗6种病，纠正6种错误的行为。佛教认为六度是6种从生死苦恼度到涅槃安乐的法门。

从养生角度来说，人的身体和心理健康是息息相关的，如果身体得病，就会情绪烦躁，从而产生悲观的情绪，引发一系列心理问题；反之，如果心理产生了疾病，比如说抑郁症，人的身体往往就会变得羸弱，不堪一击。《大涅槃经》中说道："一切凡夫所有身心不得自在，或心随身，或身随心。"可见佛教也认为人的身心是不能分离、是相互作用的。

《大方广佛华严经》云："应观法界性，一切唯心造。"健康的身体实际上是可以由自己的心创造出来，以佛教的哲学观点，这里所说的"心"是一种洞察了人间智慧的慈悲心。可以这样理解，如果一个人心思通明，什么都想得通，看得透，心中无所住，不执着，相当于佛家所追求的明心见性，这个人就不容易生病，身体健康自然长寿。

人的意识清晰是心理健康的一个重要标准。人的心不能迷失，如果迷失了就会失去自我，也就不知道自己的一生何求，佛家把人的这种状况叫做失念。失念之人身心都是麻木的，如同行尸走肉般活在这个世界上，虽然对他人并无害处，但对自己而言，这样的人生何其悲哀。佛经中讲到这样一个小故事：一个人有一天早上起床后，照了照镜子，发现自己的头在镜子里，就怀疑自己的头丢了，于是心念大乱，到处寻找他的头，这叫作狂乱失心。佛家所讲求的空，并不是要把心丢掉，而是要寻找自己本真的内心，如婴儿初生时的一颗纯洁无瑕的内心。所以说人不能失念，不能失心。罹患精神病的人就是失了心，毋庸置疑，这是不健康的。

另一种心念叫作邪念，如果人心生邪念，就会作恶，作恶势必有恶果，因此人不应该有邪念。如果因为环境的不良影响而具有邪念，就要想办法把它驱赶出自己的内心，让正念占据自己的心灵。正念是佛教八正道的重要组成部分，也是八正道的根本。

◎ **心的6种病**

我们所说的心的6种病，是众生心中的执念造成的错误行为，是各种失念和邪念，是人们心中根本的6种烦恼，而六度，就是6种正念。

第一种病，悭贪。悭贪，就是贪婪吝啬、不舍，是人的贪得无厌之心。悭贪仿佛是最容易侵蚀人心的一种执念，我们扪心自问，对于美食，我们有没有想要再吃一口；对于华服，我们是不是想再要一件；对于钱财，我们是否以为多多益善。《老子》云："祸莫大于不知足，咎莫大于欲得。"贪婪之心本来不可怕，可怕的是因为心中不知足而导致的恶行，小到整日患得患失，心绪不宁，大到杀人放火，谋财害命，这一切恶业终究会迎来恶报。治疗悭贪的不二法门就是六度中的第一度——布施。布施就是施舍，又分为财布施、法布施和无畏布施3种，具体内容先不作表述，下面的章节会详细阐述。

第二种病，毁犯。毁是指破戒，即是毁犯了根本戒律；犯是恶作罪，多指犯了小戒。比如说我们在前面讲过的五戒，因皈依了佛、法、僧三宝所以要受戒，但某时某地阴差阳错破坏了戒律，就犯下了罪行，我们可以把这个罪行理解为违背誓言的罪行。不同的信仰有不同的戒律，在佛教中，如果破了戒，就要更加精进地持戒，修持佛法，清净内心，这样才有可能真正认识到自己的罪行，从而断除烦恼。所谓"戒为无上菩提本，应当一心持净戒"。因此，我们说持戒能够度毁犯，这就是六度之第二度。

第三种病，嗔恨。嗔恨就是怨恨，简单来说嗔恨之人就是容易发火的人。关于滋生嗔恨心的原因有许多，除去极少数生来就是火爆脾气的人之外，大多数还是由生长环境和工作环境引起的。部分高压行业的人群极易被点着，这是因为他们没有控制住自己的嗔恨心，嗔恨心一旦产生，就会忘记各种处世原则，情商直下，伤害到他人。古人云："一念嗔心起，八万障门开。"正是说明了嗔恨心如燎原之火，一旦产生就会祸及一片，无法控制。那么，要怎样才能控制嗔恨之心呢？唯一的方法就是忍辱，这是六度中的第三度。

第四种病，**懈怠**。懈怠就是懒惰松懈，怠慢不敬。《善生经》中说道："懒惰有六失：一者富乐不肯作务，二者贫穷不肯勤修，三者寒时不肯勤修，四者热时不可勤修，五者时早不肯勤修，六者时晚不肯勤修。是为懒惰六失。"人们习惯于为自己的懒惰寻找各种托辞，如果凡事都带有懈怠的情绪，那不论在最初设立了什么目标，最终都难以实现。比如我们在本书中所谈的佛家养生，如果仅仅是一时的兴趣，不足以让大家掌握到养生的精髓，只有常常鞭策自己，心中常常有一个勤字，才可能解除身心烦恼，安乐此生。这个勤字，也就是六度中的第四度，佛家把它叫作精进。

第五种病，**散乱**。所谓散乱，就是内心纷乱，心猿意马，念念不忘。人看到的事物愈多，听到的声音愈多，就愈会胡思乱想，徒增烦恼。现在各种资讯犹如雪花漫天，电视、报纸、杂志、广播和网络各大媒体就像能量巨大的恒星一样源源不断地喷射各种纷繁芜杂的信息，过量的信息犹如毒药一般侵蚀人们的内心，让人们无从分辨。实际上我们的心犹如一座空房子，各种念头就像房间里的家具，家具太满，也就失去了它本该具有的功能。我们应该给"心房"多开一道门，让各种假相"无所住"，只留下真相，心才会通明。而这道门，就是六度中的第五度——禅定。

第六种病，**愚痴**。这里的愚痴不是指智力上的短缺，而是指愚昧痴迷、固守我执、颠倒黑白，是一种无明烦恼。《法华经》中写道："愚痴暗蔽，三毒之火。"三毒就是贪、嗔、痴，而把愚痴比作三毒之火，足以见其危害。结合日常生活来看，愚痴实际上是一种信仰的缺失。愚痴的人不信因果，因此做人做事我行我素，无所

45

佛

第二章
行为是因，健康是果

顾忌，常常伤害他人，生出嗔恨之心。从另一方面看，因为缺失信仰，所以对生老病死有无尽的恐惧，因此常常贪恋人世的荣华富贵和功名利禄，生出悭贪之心。要解除这种无明烦恼，只有找到自己的信仰，让自己拥有佛家所说的般若智慧，洞察真相，心才会无所累。因此我们说，般若能够度愚痴之人。这个般若，就是六度中的最后一度，虽然排在最后，但论其作用，实在是要超过前五度。所谓般若，是指洞察一切的大智慧，是属于道体上根本的智慧，它超越了一般意义上的聪明，而了解到形而上生命的本源和本性。

用佛家的六度来治疗人世间根本的6种病，就能从苦的此岸到达乐的彼岸。要做到六度，并不是要到某座名山去寻访某位高僧，而是要靠自己，这就是所谓的自性自度。自性自度就是要用自己的心去度，用正确的见解去度。人的心有很多种，有邪迷心、狂妄心、不善心、嫉妒心和毒害心等，这就是众生之心。邪念用正念来度，恶念用善念来度，迷惑用觉悟来度，愚痴用智慧来度。用自身的般若智慧来除却虚妄的思想，这就是以上所讲的主旨。

四、赠予的永远没有得到的多：布施

◎乐善好施的须达拿太子

我们在上一节中讲过，布施是治疗悭贪的不二法门。那么，什么叫作布施呢？《无量寿经》上说："布恩施惠叫作布施。"布施就是把福利恩惠施与别人。

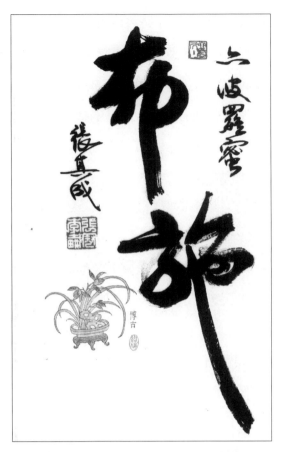

大乘佛教所倡导的布施，如果能够做到三轮体空，功德最为殊胜，也就是布施时体会能施者、受者、施物三者本质为空，不存在任何执着，也就是"无所住"，又叫作三轮清净。

莫高窟有一幅壁画，讲到了佛家的布施故事。传说古代的叶波国有一个太子名叫须达拿，他曾立下誓言，许诺金银财宝、衣物用品，只要他拥有的都要布施给别人。因此他的美名传遍天下。

国王有一头力大无穷的白象，与敌国交战时堪称常胜将军，是镇国之宝。敌国听闻太子乐善好施，便用钱财诱使八个婆罗门（祭祀贵族）前往叶波国向太子讨要白象。太子本不愿施与白象，但转念一想，自己不能违背誓言，于是将白象送给了婆罗门。

失去白象的大臣忧心忡忡，向国王奏报："太子施舍无度，国度已空，现在又将宝象送给了敌国，若起战争，如何是好？"按律法，太子应受到挖眼砍脚的酷刑，国王不忍，便将太子驱逐出城。须达拿无话可说，带着妻子和一双儿女辞别父母，将所有钱财施与世人，赶着马车出了城。

出城走了半天，几个婆罗门来讨马，太子就将马送给了婆罗门，自己拉车继续前行。又走不远，几个婆罗门来讨车，太子又将车送了人。就这样，一路上他把全家人穿的衣服，随身带的钱财甚至一双儿女都施与了婆罗门，变得一贫如洗。

帝释天见太子如此广行布施，想再次试探他的诚意，也变成了一个奇丑无比的婆罗门，来到太子面前说："常听人说你乐善好施，有求必应，请你把你的妻子施与我吧！"

太子最终把妻子送给了帝释天假扮的婆罗门。帝释天领着他的妻子走了不远，又转回来，把她交给太子，并显出真身，说："你信守誓言，广行布施，品德至高无上，连我也自愧弗如。你一心修炼吧，你的一双儿女会回宫的，到时候国王会派人接你回去。"

后来，太子的儿女果然被索要他们的婆罗门卖进了王宫，国王见孙子如此凄惨，于心不忍，于是将太子召回宫。再后来，太子登基为国王，敌国也被太子的善行感动，主动将白象送归叶波国，以表悔过。从此两国和好，永无战事。须达拿布施不休，直到成佛。

须达拿太子的布施故事让人啧啧称奇，这代表着布施的最高境界。钱财、宝物、至亲，没有什么能在他的心中驻留。当然，我们并不提倡把至亲也送给别人，不必执着于故事里所讲的具体内容，

佛家养生大道

只要能够体悟一颗真正的布施之心就好。

◎舍与不舍

《成唯识论》卷九中说："施有三种，谓财施，无畏施，法施。"

我们来看看财施。从字面上讲，财施就是把金钱财物施与别人。广义来说，财施中的财又分为外财与内财。外财就是我们的财产，比如说车子房子、银行的存款，金银珠宝等；我们的至亲，比如说妻子儿女。而内财则简单明了，那就是我们的身体。

把钱财布施给别人，人心中总会不舍，要怎么摆脱这个不舍呢？

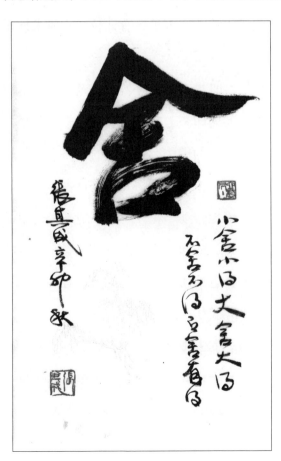

我们先从佛教的因果观来看待这个问题。有一句俗语颇有见地，那就是"富不过三代"。一个人聚集的钱财太多，就会祸及后代。我们现在所谓的官二代、富二代问题颇多，大体有这么两个倾向，一个是极度自尊，另一个是极度自卑。极度自尊者嚣张妄为，近几年媒体上报道了不少关于这些家境殷实或地位显赫的公子的负面新闻，动辄口出妄语"和别人拼爹"；极度自卑者则"和自己的爹拼"，一拼就拼出自卑感，因此沉沦于酒精、毒品和性当中，年纪轻轻就失去了人生方向。我们之前讲过佛家的因果业报，如果引入佛家的因果轮回观，就会知道有因必有果，天道公平。不过，如果是为了果报而强迫自己去舍，那就失去了布施的本真目的。大家要看清因果，但不能执着于因果，有计较、有所求地布施，毕竟福德有限。

佛家有三法印，即"诸行无常、诸法无我、涅槃寂静"。印就是用来证明文体真实的印玺，三法印就是佛教的印玺。掌握了它便知自己所得是否为真正的佛法，在求佛的道路上也就通达无碍。三法印中的诸行无常，是指世间万物并不是亘古不变的。斗转星移，宇宙间的星体在不懈地转动；花开花落，地球上的生命难逃生生灭灭。人的内心也一样，如同流淌的河流，没有一滴水始终停留在原地。我们的声名财富也如河流中的鱼群，总有一天会化作枯朽的鱼骨，失去鲜活力和诱惑力。

所谓诸法无我，是指这个世界本就没有我，世界上的每个生命，又都是我。说起来很拗口，道理很简单，其实执着自我的人就是个人主义者，个人主义者最大的特点就是认为自己是绝对的中心，总想控制一切，所以永远不懂得放手，就是不懂得舍。只要不执着自我地存在，认清世间万物皆有情，万物都是主宰，人只是各种机缘巧合的造化，和宇宙间所有的物质一样，都是由各种化学元素组成的，把这些看透彻，就会达到涅槃寂静的境界，也就无所谓舍与不舍了。

关于舍与不舍，有这样一个故事：有一个铁匠在打造两把宝剑，刚出炉时两把宝剑都很钝很重，所以要打磨。其中一把剑就不愿意了，心想"我是上好的钢材，来之不易啊！"因而央求铁匠不要打磨它，铁匠也没多想就同意了，于是开始打磨另一把剑。不久之后，经过打磨的另一把宝剑十分锋利，而且重量也减轻了许多，因而很快就被客人买走了。没有打磨的那把剑呢，只能当成一个摆设品了，时间久了就生满了锈，变成了一把废材。宝剑作为一种武器，轻便、锋利是它应具备的特性，好钢材固然重要，但如果一味地追求拥有更多的钢材就会失去剑本来的功用，因此多余的就应该毫不犹豫地磨掉。人生的道理也是如此，拥有太多的财富和名望并不能让自己的人生快乐多多少，甚至会是累赘。多少人因为贪恋财富而过着小心翼翼、担惊受怕的生活，而勇敢地抛弃过多的贪欲，正像是抛弃了宝剑多余的钢材一样。

古语道："死后一文带不去，悭什么；前人种地后人收，占什么；得便宜处失便宜，贪什么。"世人所追逐的名利，生不带来，死不带去，过分的悭贪只会是当下沉重的包袱，不如及时扔下，轻轻松松行走人生路。

◎授人以鱼，不如授人以渔

上面说到布施有3种，财施、法施和无畏施，以法施最为殊胜。佛经中说："一切布施中，法布施为最。"一般意义上来说，法施就是把佛法的道理说给别人听，用佛法普度众生。广义上说，除了佛法，法施还包含了世间法，比如说把某种技能教给别人，把某种知识传授给别人，这里讲的主要是和大家的生活更为接近的世间法。

有人会问，学校里的老师算不算法施呢？那就要看老师教书育人的初衷了，如果是为了挣钱升职，就不能称作法施，如果是为了让孩子学习知识，培养孩子完善的人格，那就是法施。

古人云："授人以鱼，只供一餐，授人以渔，可享一生。"很显然，财施就是授人以鱼，而法施就是授人以渔。财施施与人的只是眼前的利益，而法施则让受者得到了脱离苦难的法门，对于生活无着落的人来说，给一些暂时的资助，远不如传授他一项生活技能更加受用。修法布施者都是一些热心人，他们在布施的过程中从不厌倦，因为名利并不是他们所求，所以也无所厌倦。

我们经常会见到一些热心的大妈不厌其烦地给别人讲各种人生道理，纵使胡同里的大妈并不知道布施二字，但却以身示范了布施。她们往往面色红润，如沐春风，乐善好施，精气神十足。大妈们也许从来没有想过般若二字，但在她们的心中却有着真正的大智慧。

◎无畏布施

人生活在这个世上，总会遇到恐惧，遇到纷乱，小到对蠕虫的恐惧，大到遇敌入侵，陷入战争。帮我们赶走恐怖之物的人，是无畏施；冲上前线保护人民的军人也是无畏施。无畏布施者心中无所畏惧，而无所畏惧的原因正是内心通明，做事踏实，没有过多的散乱心，一心一意、脚踏实地地走自己的路。这是一种难得的境界。

如果见到有人被偷窃，有人被抢劫，有人被伤害，我们出面制止了，就是人们常说的见义勇为，也是无畏布施。当我们在遇到困难、害怕时，总希望有人能帮助我们。将心比心，在别人也遇到这些情况时，如果我们能无畏布施，就能克服心里的怯弱，使自己无所畏惧。无所畏惧行善的人自然会心胸宽广，不容易受到七情的伤害，也会身体健康。

◎施者也是受者

龙树菩萨说："诸佛三十二相，八十随形好，诸功德具足，所愿如意，皆从布施得。"人们大多是功利的，拜神学佛往往是为了达到利己的目的。但佛法的更高境界其实不是索取，而是施与。而在你施与别人的同时，别人也在施与你。比如你给别人让了座位，他感谢你，你也因做了好事而心情舒畅。所以施与受是同时的，我们给予的越多，得到的也会越多。

总之，一颗自在的心才有可能成就一个健康的身体，才有可能创造一个快乐的人生！

五、不任性而为才能少受伤害：持戒

◎人的行为需要约束

人是群居动物，人与人一起生活，才构建了社会。在彼此相处的过程中，并不是想做什么就做什么，不能任性妄为。比如说一时冲动烧了别人的房子，或者看上了谁的衣服就抢过来，甚至发展到看上了别人的妻子也抢过来，这样的话我们的社会就乱了。

在远古社会就已经有了一些律法来约束人们的行为，更多的是约束道德方面的条律。那时人们多以氏族、部落聚居，对于判定一个人是否犯罪，多是听从上天的意思。比如说，他们会用烧龟壳、占卜等一些现在看来很迷信的手法对人们的行为进行判断。可见，比普通动物更加高级的人类从一开始就认识到人的行为一定要有可控性，要有法可依。

大家知道，在佛法中也有律法，就是我们所说的戒，我们已经了解的五戒就是一种戒。所谓戒，是指菩萨受持佛所制定的清净戒法，对治恶业，确保信仰。戒可以防过止非，佛家认为，戒可以度毁犯之人。

佛门弟子所遵从的戒律对我们普通人有着积极的影响。比如说五戒中的戒杀生，在媒体上经常看到有人因为心理扭曲而折磨猫、狗等小动物，在大多数人看来，这是一种非常残忍的行为，之所以觉得残忍，是因为人本来就拥有一颗慈悲心，我们看到动物的痛苦，就会感同身受，产生怜悯，进而从本能上抵触这种滥杀生的行为。所以说，不仅仅是佛家提倡不杀生，对于尘俗中的众生来说，没有必要的滥杀也是大家所反对的。

佛家认为戒法是无上菩提佛果的根本，也就是说，要想顿悟真理，达到超凡脱俗的境界，戒是必须要遵守的，是最基本的条件。所以说起落发出家的和尚，大家都知道他们是不结婚、不吃肉、不饮酒的，这些也是出家僧人要遵守的基本戒律之一。所谓由戒生定，因定发慧。只有受戒，才可能禅定；不受七情六欲的干扰，才可能生出智慧心，修成菩提正果。

我国大乘菩萨戒的弘传和阐述，从隋炀帝时期的一位高僧智顗受菩萨戒时已经非常盛行。隋朝灵裕有《受菩萨戒法》的注疏，智顗大师在邺都时就有许多人跟随他受了三聚净戒。那么，什么是三聚净戒呢？智顗大师认为，三聚净戒是过去、未来和现在一切菩萨都应该学的戒法。现在大家公认的三聚净戒分为摄律仪戒、摄善法戒、摄众生戒。这三者聚集了大乘佛教几乎所有的戒法，聚集了世间一切清净的善法，因此称为三聚净戒。

◎戒没有空子可钻

摄律仪戒。所谓律，就是戒律，是约束、禁止的意思；而仪则是仪态，是日常生活中的举止与形态。摄律仪戒就是摄持大乘佛法的精神，积极推行该做的事，严格禁止不该做的事。摄律仪戒可谓非常严格，要求受戒之人对戒法严防死守，不正常的行为不能做，不正常的心思不能动，要将贪、嗔、痴、慢、疑各种不好的习惯戒得干干净净，并且积极培养良好的观念与行为。

摄律仪戒就像各个国家的法律一样，只要你犯了法，就一定会受到严惩，没有演练的机会，没有通融的机会。所以大家要以虔诚之心来对待这个戒字，不能总是想着钻空子。比如说我们要守五戒，要戒酒，也要戒毒品。人总有好奇心，比如对于毒品，总想着尝试一下，结果一尝试就有了毒瘾，堕入黑暗之中不能自拔，到头来害的还是自己的身体，得不偿失。

读者在前面的章节已经了解了贪嗔痴，这里又讲到慢和疑，那么什么是慢？慢，就是怠慢，就是把自己看得太高，有一个成语叫贡高我慢，很好地说明了这种心态。《六祖坛经》中说："欲学无上菩提，不得轻慢于初学。下下人有上上智，上上人有没意智。若轻人，即有无量无边罪。"贡高我慢不但对自己不好，佛家也引以为戒。有些持戒之人总是有一种优越感，认为自己已经在超脱的大路上大步迈进了，而别人却还昏昏碌碌，不知道去追求人生的意义。有了贡高我慢之心就容易生起事端，就把自己摆在了一个对立面，而菩萨向来是普度众生的，把自己摆在与人相对的位置，又怎么能普度众生呢。

再来说疑，就是不相信、怀疑，不信任对方。一个家庭如果产生了疑，表示夫妻间不信任，彼此之间总是怀疑对方，那这日子也没法过下去了。再大一点，如果社会产生了疑毒，就意味着信用体系破产，大家互不信任。前些年的三鹿奶粉事件、地沟油事件以及各种食品安全问题的案例，让厂商和消费者之间的信任摇摇欲坠。这也是疑作祟，久而久之，大家活得越来越累，相信的东西越来越少，我们的社会也就"生病"了。

◎怀着一颗感恩的心

摄善法戒，即要求受戒者修习一切善法，包括身、口、意所行诸善，以及"闻思修"三慧、六度波罗蜜等善法。行诸善，就要求信众在待人处事时，要时刻怀着一颗感恩之心。从最简单的吃饭来说，吃饭时我们要认识到"粒粒皆辛苦"，饭是农民"面朝黄土背朝天"一天天耕耘而来的，是辛苦的果实。所以要感恩，要用心吃饭，不能浪费。

在恶劣的天气躲在房子里时，我们要认识到房子的珍贵，房子为我们遮风挡雨，我们才能安享生活。而房子又从哪来？是建筑工人们一块砖一块瓦堆砌积累而成的。而建筑工人大多从农村来，人们把他们叫作农民工，多少有些轻视的意思。我们自问在公交车或者地铁上看到衣衫褴褛的农民工会不会下意识地躲远一点，生怕弄脏自己的衣服？这种想法正是因为我们从来没有想过农民工的衣服为什么会脏，农民工兄弟所做的工作对我们城市人来说多么不可或缺。我们要怀着感恩之心，不论得到什么都要想想自己为什么能得到，是谁牺牲了自己才使得我们得益。

一个人如果常常保持感恩之心，自然成就身、口、意的善业。行诸善，心里才能清澈如水，才能安宁，我们的身体自然益处颇多。

"闻思修"三慧，是学佛之人获得智慧的根本方式。我们说学佛的根本目的就是为了启发智慧，要启发智慧就得用心听法。而法也有高低之分，我们要学习法，就要有甄别力、判断力。这个法，我们可以理解为方法、法门，就是自然界中不变的规律、社会生活中不变的真理，是一种大道理。有一些人口舌功夫非常厉害，编造的理论十分蛊惑人心，常常让一些失去判断力的人深陷其中。比如20世纪八九十年代风靡中国的各种养生功，后来被证明没有作用。再比如说这几年电视媒体上风行的各种养生方法，害得一些老年人在家成天啃生萝卜、煮绿豆水喝，饿得面黄肌瘦不说，还因为偏食而损失了很多营养，弄坏了身体。所以说要有闻思两慧，学习方法要有分辨力才行。

"闻思修"中的修，是指人与人之间的相处，相互鼓励和启发，是一种人情、一种人事（当然不是指送礼）。不要把人事当成是非，反过来，应该将是非当作修炼的机会。

◎止恶行善，转迷成智

三聚净戒中的第三戒是摄众生戒。在我们这个纷繁芜杂的世界当中，人们的心是非常复杂的。有人天生就很善良，有人却恶念丛生。摄众生戒就是将一切众生不同的习气和心念导向同一个目标，那就是止恶行善，转迷成智。

摄众生戒有4种方法——慈、悲、喜、舍。

慈就是有爱心、有智慧，让所有人都开心快乐。我们说"助人为快乐之本"，帮人拾起掉了的东西这么一件小小的事，我们也能从中得到快乐；扶起在大街上摔倒的老人，我们也会感到快乐。不过，现在的国人不怎么敢在马路上扶人了，特别是摔倒的人，不得不说这是一个怪现象，这不符合人生来就有的慈心，是不正常的。不正常的事必有其不正常的原因，要从根本上解决，就需要政府和人民的合力。

悲就是怜悯，见不得别人痛苦。如果人没有怜悯之心，就不会对可怜的人有任何反应，我们会说这个人没有同情心，太冷漠。冷漠的人心如冰石、麻木不仁，这样的人生实在是痛苦。现在大家都住在高楼大厦中，门对门的邻居10年也不见得会打个招呼，完全没有住平房时的人情味，大家各自孤单地过日子，没有社区生活，这也不正常。

悲也有接济的意思，所谓慈济，就是怀着一颗慈悲的心去救济众生。慈济就是给别人欢乐，让别人不再痛苦。如果别人需要财物，就施与他们财物；如果别人心灵空虚，就启发他们的爱心。这都是造福众生。

喜就是喜庆，庆祝不幸的人从痛苦中走出来，过上幸福快乐的生活。我们在救助陷入困境的人们之后，内心会感到非常快乐，这都是喜。这些快乐不是我们吃到某种美食，穿上漂亮的衣服能够比的，这是一种从心底油然而生的快乐，非常真、非常纯，大家应该都体验过。

舍就是舍弃，舍弃心中的执着心，对眼前的人一律平等，没有爱憎之分。在人与人相处的过程中，难免有一些我们看不惯的人，也就是不投缘的人。我们戴着有色眼镜和人相处，不但会伤害到无辜的人，而且自己心里也不会好受。不如抛却这种不平等的心，要认识到不可爱的人也总有可爱之处，不可爱的人总有不可爱的原因，舍弃一己之见，才能普度众生。

三聚净戒中基本上涵盖了一切我们应该做什么事，不应该做什么事，应以什么心态去做事的各种问题。佛经说有两种人会获得内心的平静与健康，一种是"不作恶"，另一种是"作已能悔"。我们活在这个世界上，内心要有所把持，要有自己的底线，且不论能不能普度众生，只要能够做到不伤害他人，就能对得起自己的良心，这样内心才能得以宁静，才能波澜不惊，身体才能健康。

六、恨别人就是在伤自己：忍辱

◎忍字心头一把刀

常言道："忍字心头一把刀。"忍这个字，按照汉字六书（汉字的6种构造条例）的道理，本应是形声字，上面的"刀"表示读音，下面的"心"表示意义。但是，人们又常常把它理解为会意字。忍字的下面是一颗心，心属火，而火在跳动，因而上面有一把锋利的刀，刀刃压在心上，压制住这把火，制服嗔恨的、跳动的心，这就是忍辱。

嗔恨心，是对自己不喜欢的人和事物产生的一种排斥和厌恶的心理，归根结底是一种怨恨。嗔是心中火，怀有嗔恨心的人往往火气大，脾气暴躁，生活中无论大事小事都能让这种人发作。去菜市场买菜遇到小贩缺斤少两就会争得面红耳赤，开车被人抢道就恨不得踩油门撞上去。脾气火暴的人在生活中也不好相处，生怕一不小心就触发了这位"火神"的机关。

还有一种嗔恨是忧郁性的嗔恨，这类人在生起怨恨心之后，不向外发作，而是表现得很忧愁、很绝望，常常自怨自艾。这类人看似对人对己都无大碍，其实不然。我们在生活中会发现，过于忧郁的人往往没有什么朋友。因为这样的人有一种很强的负面气场，和他们待在一起，自己也会渐渐被绝望的情绪所传染。

嗔恨心对于人们是完全没有好处的，常起嗔恨心不但会伤害我们身边的人，而且会伤害自己。俗话说，天地不可一日无和气，人心不可一日无喜神。人的心情好，身体才能好。我们在生活中看到八九十岁高寿的老人家，无一例外心境都非常平和，心态都非常好。而心念过多、欲求过多的人，往往不能长寿。我们知道，情志过度是产生疾病的重要原因，心情不好，整天郁郁寡欢，就会给身体一个负面信息。比如《红楼梦》中的林黛玉，我们说她非常小心眼，性格敏感多疑，这是导致她早逝的一个重要原因。

嗔恨心有小也有大，上面所说的抱怨、谩骂可以说是小的嗔恨心，如果发展下去，就会出现杀心、毁灭心，这些也是由嗔恨心引起的。佛家有一句话叫作"火烧功德林"，这把火就是嗔恨之火，嗔恨之火一旦燃起，前面所有的功德都会被烧得干干净净。

据说很久以前有一个修忍辱行的老修行，道德高深，从不发脾气。有一天，他所在之地的丞相来找他，说自己莫名其妙地被国王罢了官，失去了官职不知道该怎么办。老修行就让丞相抓一把土撒在自己头上，把晦气传给自己。丞相后来果然官复原职。后来，这个国家遇到什么倒霉事都来找这个老修行，老修行不胜其烦，有一天终于受不了了，就说："哎呀，你们这些人，个个都该死！"就是因为生了嗔恨心，这些人果然都死了。这个老修行一辈子的功德也灰飞烟灭了。

◎ 五种忍辱的方法

佛经里有这样一首偈子："面上无嗔真供养，口里无嗔吐妙香，心中无嗔是净土，无染无杂是真常。"人如果能减少嗔怒和怨恨，让心中没有杂染，总是保持心平气和的状态，疾病也不容易找上身来。我们要化解嗔恨心，唯有靠忍，也就是佛家的六度之一——忍辱。

那么，具体要怎么忍呢？忍，不是把嗔恨心压制下去，而是讲求化解，说到底就是调整自己的心态。佛家认为忍辱法门有5种不同观照的方法转变自己的心态。

第一是生忍。受到屈辱时，人们在心中没有办法逃避，但要修忍辱又不能发作，所以要生生把屈辱给忍下去。我们所说的"忍字心头一把刀"就是生忍，用刀尖逼着心中的怨恨之火压下去，就算心中流血也要忍着。这种方法需要人有极大的克制力，好处是见效比较快，说忍就忍下去了，坏处是心中所认为的辱并没有得到完全化解，只是暂时压制下去。所以说，生忍是忍的最低层次，是最原始的方法。

第二是力忍。受到屈辱时要转移注意力，不与之发生正面的冲突，而是要绕到后面去，退一步海阔天空。佛门弟子会在此时不停地念佛号，借佛号的力量把嗔恨心压下去。那么不会念佛号的普通人该怎么办呢？举个例子，如果公司的员工被上司无缘无故地责骂，上司骂得吐沫横飞，那员工一定会觉得委屈，可又没有办法讲道理，讲道理说不定会丢了工作！那怎么办呢？那干脆就给他骂好了，我在听的时候，想想别的事，家里的冰箱还有没有存粮，水电费缴了没有，不知道星期天商场会有什么活动……想着想着，估计上司也就骂完了。这种案例适用于性格大大咧咧，凡事不容易起执念的人，如果碰上容易较真的人，那就不行了。

第三是缘忍。在恶缘逆境出现时，用智慧来观照，想一想为什么会受到如此屈辱，究其原因，想明白其中的因果关系，知道了其中的道理，也就不容易起怨恨心了。佛家讲求的缘多数是前世的因缘，因为前世因缘感召的恶果，所以今生会随业受报。我们普通人可以想得近一点、俗一点。比如我们买东西时遭受了营业员的冷脸，心里觉得生气，转念一想，营业员站了一天也挺累了，而且天天都是重复机械的工作，拿的报酬也不一定高，工作不称心，所以难免会是这种态度。再一想，人难免有个三病六痛的，说不定人家正不舒服呢，也说不定人家家里有什么事，又不能回家照应，还得留在这里工作，也怪可怜的。想来想去，心里的嗔心就化解了。

第四是观忍。陷入逆境时，就用智慧的心来剖析这个世界，佛法讲诸行无常，诸法无我，没有我，何来的屈辱。这是拥有大智慧的人对世界的体悟，是哲学意义上对人生的认识，观忍对佛家来讲也是一种层次比较深的忍辱方法，大家可以感悟一下。

晚清著名的书法家何绍基在外地做官时，有一天收到一封家书，家书上写道：家里因为一座墙基和邻居发生了争执，需要上衙门打官司，需要何绍基的帮助。何绍基看了之后回了封家书——"万里家书只为墙，让人三尺又何妨？万里长城今犹在，不见当年秦始皇。"家人收到回信之后听从了何绍基的话，就让了邻居三尺。邻居也觉得有些惭愧，也让了三尺。至此事情得到了圆满的解决。

何绍基何其有智慧！人的生死由天定，脱离不了自然规律，既然如此，和邻人的争执也就显得没有必要了，执着于一堵墙也就失去了事情本来的意义。秦始皇修了万里长城，几千年过去，长城早已失去了防御外敌的功能，成了游人如织的景点，而这又岂是秦人所能预料的？这就是诸行无常啊！清朝有一位收藏家叫李鹿山，他所收藏的物品上皆有一枚长方印——"曾在李鹿山处"，小小一枚印章表达出李鹿山的人生观，万事万物永远都在变化当中，这些藏品也不可能永远为其所有。认清了万事万物的本质和规律，也就无所谓忍与不忍了。

第五是慈忍。佛教中的菩萨在辱境到来之时，不但不生嗔恨心，反而大发慈悲心，认为给我带来辱境之人实在是愚痴可怜，无理取闹，妄生枝节。此人幸好遇上的是我，我并不会计较，但如果遇上别人，就有可能遭受打击报复。眼前的这个人是多么可怜啊，我要救他，要度他，令他觉醒，让他知道自己的错误并悔改，重新做人。

关于慈忍，有一个公案。据说佛陀在过去的修行中，曾做五百世忍辱仙人。当时有一个国王叫作歌利王，有一天他带着妃子去打猎，中午休息时，他的妃子们到山上玩，看见一个小庙有一个青年僧人在打坐，她们就上前向佛陀顶礼，并提出很多问题。佛陀就给她们讲法，教化她们。国王醒后问妃子在哪里，听说正和一个年轻和尚交谈。心想：这和尚肯定有坏心。他便提起宝剑来到小庙，看到妃子们跪着把佛陀围在中间，顿时火冒三丈，冲上去一刀把佛陀的膀子砍掉。当时佛陀的第一个念头是：如果我成佛，首先度你。

佛

歌利王当时问他："你恨我吗？"佛陀说："我不恨你。如果我恨你，我的臂膀就不会再长出来。"因为佛陀没有分别心，所以佛陀的臂膀马上又长了出来。歌利王大惊，慌忙逃走。

佛陀成佛时，歌利王就是他父王的一个大臣。佛陀出家时，父王派5位大臣去追赶，其中就有这个人。佛陀成佛后，首先在鹿野苑度五比丘，其中一个的前生就是歌利王。

佛陀给我们做了一个很好的示范，如何对待仇人，如何把仇人转化为恩人。而我们在生活中又有多少真正意义上的仇人，恐怕是一个也没有。我们往往遭受的只是冷言冷语、诽谤、冤屈等，一般连肢体上的接触都很少，基本上受到的都是心灵上的伤害。说起肢体上的伤害，我们不得不说汉朝伟大的史学家司马迁，他的坎坷人生可谓是忍辱负重而成就大业的典范。

司马迁在汉代元封三年做了太史令，公元前104年开始编《史记》。不想祸从天降，在公元前99年时，李陵出击匈奴，兵败投降，汉武帝大怒。司马迁因为李陵辩护而得罪汉武帝，结果被降罪，判处死刑。当时有两种办法可以免除死刑，一是花50万钱赎罪，二是用腐刑来代替。司马迁在后来的《报任安书》中说："人固有一死，或重于泰山，或轻于鸿毛，用之所趋异也。"他为了完成父亲的遗愿，完成了《史记》，含垢忍辱忍受腐刑（割掉生殖器的酷刑）。经过18年的孜孜奋斗，终于完成了《史记》。

司马迁的一生在我们后人眼中是何其伟大，他忍辱负重完成自己的理想让人何其敬佩！《四十二章经》中说："何者多力？忍辱最健。忍者无怨，必为人尊。"忍辱是世界上最为强健的力量，能够忍受侮辱而不怨恨者，必定会成为最受尊敬的人。

古人云："小不忍则乱大谋。"对于大多数人来说，所谓大谋，就是一辈子追求一个好身体，过平静祥和的生活，老了也能颐养天年。人的一生中会碰到很多人、很多事，难免和别人产生摩擦，在漫漫的人生长河中，这些摩擦不过是一块块石头形成的小漩涡，有惊无险而已，河水终究向前流淌。如果我们执着于一辈子所受的屈辱，只记得怨恨，那我们就看不到生活中美好的事，看不到生命的意义，双眼渐渐被嗔恨心蒙蔽，就会变成只拥有执念的愚痴之人，最终伤害的还是我们自己。

七、积极的人总会充满活力：精进

◎人生短暂，不要懈怠

据说，古时候有一位农夫，在城外耕种。有一天佛从农夫身边路过，农夫看到了佛，便心生欢喜，想要到佛跟前叩首行礼，问询接受佛法道义。

农夫心想："能够遇到佛本尊，真是难得，佛那么久才出来一次呢！"但是他又一想："地还没耕完，种子也没播完呢！等过一会儿，有了空闲时间再去见佛。"

佛知道农夫心中产生了懈怠心理，便说："这人从维卫佛以来，九十一劫中在此耕地，每次看见佛，就常常懈怠，下不了决心，以后也总这样。他匆匆耕种着生死罪恶，却不知道用佛法的犁去耕种无边田地。这个人已经错过了六尊佛，现在仍然如此。他今日看见了我，刚刚发了好的愿心，立刻又反悔，准备如往常一样懈怠，乐于耕种罪恶之根。"

农夫远远听见了，立即抛下耕具，来到佛身边，后悔自责，接受了佛法，立志修行不退转。

这世间有多少人像那位农夫一样，浪费着大把的时光，即使机缘来到也不自知，麻木地过着生活，工作将将就就，身体马马虎虎，觉得这辈子也许就是如此，好不容易有时想要做出一点改变，但总是借口自己被各种各样无谓的俗事所耽搁。

这是人的惰性使然，也就是佛家所说的懈怠心。一个人如果有了懈怠心，就会松懈懒散，怠慢不敬。有人会心生疑问，农夫好好地耕自己的地，哪里有懈怠？我们站在佛的角度看，农夫耕地已经耕了九十一劫，6次看到了佛，都没有抓住机会让自己的人生更进一步，只是忙于世间的俗务，而错过了让自己大彻大悟的机会，对于佛来说，农夫对修行的懈怠就是一种罪恶。

对于我们众生来说，千辛万苦来到这个世界，不爱护自己的身体，不能发挥自己的才能，不能和亲友其乐融融，不能肯定自己的人生价值，却反过来自怨自艾，这都是懈怠的结果。比如说把身体糟蹋得一塌糊涂却不思悔改的酗酒者，工作不认真却总是埋怨得不偿失的职员，不好好学习却梦想着能考上清华北大的学生，整天算计别人却埋怨自己得不到真心的利益小人，这都是懈怠的表现。

佛家认为，唯有精进才能度懈怠。什么是精进？佛家认为："于法无染曰精，念念趣求曰进。"精是不杂，进是不退，精进就是精勤勇猛，努力向善向上，勇往直前。佛家的精进对发心布施，持戒修身，修行忍辱，修学禅定，勤求智慧都有益处，这也是六度中做其他五度。所谓"天下无难事，只怕有心人"。有心人精进向前，千军万马也拉不回头。据说释迦牟尼佛修行精进勇猛，用一只脚站了七天七夜，精进修学，所以才超过弥勒菩萨而先修成了佛道。

许多人认为佛教是消极的宗教，其实不然。实际上我们所熟悉的禅宗是反对消极的，禅宗的思想精髓就在尘世间，接近我们每个人的人生。如果说佛教主张消极，那本身就是一种懈怠，就不会有精进二字来度懈怠之心，也就不会有精进超百劫的故事。

对于我们普通人来说，要想做一件事，要想成功，就一定要有恒心，要不断努力。既然设立了一个目标，就要积极地朝这个目标迈进，如果三天打鱼，两天晒网，到头来必定一事无成。

◎拥有大步向前的人生

《华严经》中记载了10种精进，即不休息、不杂染、不退转、广大、无边、炽然、无等等、无能坏、成熟一切众生以及善分别道非道。其中不休息是对后面9种精进的概括，是说精进之心不能休息，并不是说人本身不能休息。这10种精进对我们普通人有很好的导向作用，我们择其一二来阐述。

先来说说不杂染。所谓不杂染，是指一种不疾不徐、恰到好处的力度。我们不能说要精进，于是乎不吃饭、不洗澡、不睡觉，整天都忙着"大跃进"，这样的话到头来还是会损伤身体和情志。没有健康的身体，哪里有精进的机会可言？我们说凡事都要有度，这个度就是一种对生活的规划，什么时间应该做什么事，应该以何种心态来做事，要张弛有度，科学地安排自己的时间和精力。

再看不退转。不退转代表了一种不抛弃、不放弃的精神。前几年有一部叫作《士兵突击》的电视剧热播，"不抛弃，不放弃"正是该剧主角许三多的名言。我们确立了一个目标，要真正能够做到"不到黄河心不死"，绝不能半途而废。电视剧中的许三多本来是一个没有什么天赋的人，绝对不是一个当兵的好坯子，但他凭着自己执着的信念，冬练三九夏练三伏，最后终于成长为一名好战士。

炽然是指对目标持续不断的兴趣和热情。许多人做事都是三分钟的热度，热情消减了，似乎目标也变远变淡了。所以，在为自己的人生选定努力奋斗的目标时，一定要慎重，一定是自己心中的所想所念。现在有的大学毕业生在找工作时往往只追求高薪高职位，而不考虑自己对选择的行业到底有没有兴趣，工作一两年后又觉得当初的想法脱离现实太远，于是开始频繁跳槽，结果到30多岁还是一事无成，甚至不知道自己愿意去做什么。如果在一开始就选定了自己喜欢的工作、喜欢的行业，并且勤奋努力，结局也许大不一样。有人说兴趣是最好的老师，努力的过程难免会枯燥孤单，只有莫大的热忱一直伴我们左右，心里才会有积极的能量支撑自己达成目标。

无等等是指无人能比。那就需要自己的努力能达到众人间的巅峰，没有人能企及。无等等非常适用于一些竞技性的奋斗目标，比如说奥运冠军，他们只有付出了常人所不能及的努力，才能到达自己职业生涯的巅峰，完成自己的人生梦想。每个人都有不同的人生梦想，付出无人能及的努力并不是非这样做不可，比如说我们的目标就是养生，要有一个好身板，整天乐呵呵，那我们就无须达到什么巅峰，健康和快乐怎么与人比较？所以说要看自己的奋斗目标是什么，然后再来判定自己是否真的需要付出无人能及的努力。无等等精进也适用于企业的发展，日本著名的企业家稻盛和夫有一套关于企业成长的6个精进的理论，其中有一点就是付出不亚于任何人的努力，这和我们佛家所讲的精进不谋而合。

无能坏是指在向目标前进的过程中，没有什么烦恼和魔障能够阻碍自己。我们说精进代表着一种积极的人生态度，但是在积极的人生中，消极的方面也常常烦扰着我们。在向目标奋进的过程中，常常伴随着厌烦和自我怀疑，怀疑自己到底有没有能力完成这件事，甚至会怀疑当初设立的目标是不是错误的。这种怀疑是难以避免的，人总不可能一帆风顺，有多少事就有多少魔障阻碍着人心。这时候就需要我们的内心清净明白，能够准确判断自己的怀疑是否合理，自己的目标是否是一个正念，这就要考验大家的智慧和洞察力了。

古希腊的大哲学家苏格拉底被公认为是当时最具智慧的人，许多青年慕名而来，拜苏格拉底为师，希望能听从他的教导而成为拥有无上智慧的人。学生中有的人天资十分聪慧，大家都希望自己能够脱颖而出，成为老师的继承者。有一天，苏格拉底对学生们说："今天我们只学一件最简单的事情，每个人都把胳膊尽量往前甩，然后再尽量往后甩。"苏格拉底示范了一遍，又说："从今天开始，每天做300下，大家可以做得到吗？"学生们都觉得很好笑——这也太简单了。

到了第二天，苏格拉底问大家："昨天甩胳膊300下的人举手！"几乎所有的学生都举手了。又过了一星期，苏格拉底又问了相同的问题，所有的学生居然都举手了。又过了一个月，苏格拉底问学生是否还在坚持，有90%的人举起了手。

过了一年，苏格拉底又问起甩胳膊的问题，只有一个学生举起了手，而这个人就是大家所熟知的另一位大哲学家——柏拉图。苏格拉底、柏拉图以及柏拉图的学生亚里士多德，被后人合称为古希腊三贤，更是西方哲学的奠基者。

《宣验记》中有一个故事叫鹦鹉救火，传说一只鹦鹉飞往别的山头栖息，和那里的鸟儿关系很好，鹦鹉很喜欢这座山，但还是回老家了。后来，这座山起了大火，鹦鹉远远看见，便飞到水中润湿羽毛，然后再飞到山上洒落羽毛中的水，想灭了这山间的大火。如此循环往复，连天神都被感动了，于是出手相助，灭了大火。

这两个故事告诉我们一样的道理，精进的力量是不可思议的，人只要有了坚定而不退转的信念，用在任何地方都能产生巨大的能量。在苏格拉底的故事中，甩胳膊看似是一件很简单的事，但其实重点并不在简单的事情本身，而在是否具有重复做这件事的恒心。一如既往地做好简单的事情是一种积累，而长时间做同样的事情则锻炼的是人的韧性。在柏拉图求学的过程中，有像甩胳膊这样简单的问题，也一定有许多困难复杂的哲学问题，只有不断地迎难而上，才可能成就自己并实现成为和老师一样伟大的哲学家的梦想。

而鹦鹉救火如同精卫填海，如同愚公移山，点点滴滴的积累定能让事物由量向质改变，从而达成愿望。

曾有一家寺院的僧人认为自己已经修业成功了，想要下山云游，所以去向师傅告辞。师傅笑道："四面都是山，你往何处去？"僧人不解，只好转身回去。在菜园里遇到了善静和尚，善静和尚看他愁眉苦脸，于是问他发生什么事，僧人如实相告。善静和尚笑着说："竹密岂妨流水过，山高怎阻野云飞。"

竹林茂盛密集，但挡不住流水；大山艰难险阻，却拦不住野云。人只要有不退转的决心，世上恐难再有不可逾越的障碍。今天失败了，明天可以重来，这一代人失败了，下一代人可以重来，因而人类的足迹才能遍布整个地球，乃至飞向太空，去探索未知的宇宙。

《遗教经》中说："勤精进则事无难者。"柏拉图日复一日地甩胳膊是精进，鹦鹉往返润湿羽毛救火是精进，只要我们时刻怀有精进之心，那追求健康快乐的人生又何尝是件难事？养生同样也是需要我们日积月累的大工程。今天觉得身体不舒服了，赶紧出去锻炼锻炼，明天身体不疼不痒了，就又开始大吃大喝，这样的生活状态对于养生来讲没什么进益。一粥一饭，一动一静，既然想要调整，那就不要懒惰，一天一天、一年一年地做下来，身体怎么还会不好呢？说运动和科学饮食不能减肥的人，可以问问自己究竟坚持了多久、认真去做了多久，再回过头想想精进的故事，就会对自己的得失了然于胸。

人生是点滴间漫长的积累，克服懈怠，用精进积极的态度去面对未来，我们的人生就会倍增活力，拥有旺盛的生命力。

八、心绪不宁，试试坐禅：禅定

◎ 健康的身体需要心态平和

禅本来是流行于古印度的一种宗教修行方法，往往与定合称。禅是外不着相，不执着一切，定是心中不乱，专注一境；禅定，就是一种宁静、清明的状态，正所谓"外离相为禅，内不乱为定"。

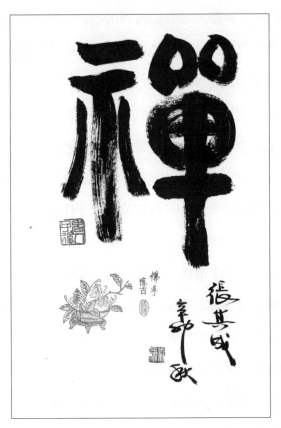

面对置身其中的花花世界，人们难免心猿意马，心念一多便烦躁不安。人心容易执着于各种世间的外相，比如说钱财、事业和荣誉等外物。大多数人甚至会执着一生，行将辞世时还是不明白人来到这个世界究竟是为了什么，到最后也不能心安理得地离开世界。有的人在生命的某个阶段突然会对争名逐利这种普世价值观产生疑问，却也难以抵抗尘世的纷扰，总是一知半解，心中更加困扰。究其原因，还是因为我们没有找到自己本来清净的内心，内心不清净，便仍然和外相有着千丝万缕的缠绕，于是各种矛盾和冲突纷至沓来，让人越想越乱。有则很著名的故事，恰恰说明了定心、安心的重要性。

慧可让达摩大师帮助他安定自己的心，达摩大师说："把心拿来，我帮你安。"慧可说道："我找不到您说的心。"达摩大师说："若我得到，怎是你心？我已经为你安好心了。"接着达摩大师对慧可说："我已经为你把心安好了，你现在看到了吗？"慧可闻言当即大悟。慧可对达摩大师说："现在我才知道，一切事物，本来就是空空寂寂；现在我才知道，觉悟原来就在眼前。所以菩萨一刹那就到达佛智的海洋，一刹那就登上了理想的彼岸。"达摩大师说："是这样的。"

佛家对付心绪不宁的法门就是禅定。佛教认为，修习禅定可以控制自己的情绪和各种心理活动，排除外界的各种引诱和干扰，集中精神，对治烦恼，最终使人由痴而智，由染而净，转恶为善。在佛家修行中的戒、定、慧3个阶段中，定是由戒至慧的桥梁，也就是说，如果要修得涅槃的寂静，找到自己的真如佛性，就必须经过定这个阶段，这个定就是禅定，可见禅定的作用之大。

从养生的角度来说，禅定可以让人内心清明，心态平和，远离执着与烦恼，从而达到怡情养性、延年益寿的目的。我国中医圣典《黄帝内经》说："恬淡虚无，真气从之；精神内守，病安从来！"可见古代的人们就认为恬淡的人生态度对身体健康有着非常重要的作用。传统医学认为，人一旦长期精神压力大或者遭受突如其来的精神创伤，就会引起体内阴阳、气血、脏腑、经络的功能失调，从而引发疾病。佛家认为，只要具有正念正智，用脑中智慧来控制心理活动，就会改善身体的健康状况。而人怎样才能拥有智慧呢？首先就要静下心来，摒除妄念，才能容得下智慧。

在现代佛教史上有一位著名的禅师——虚云禅师，他坚持苦行长达百余年，被后人称为禅宗泰斗。这位虚云禅师一生坐禅，修庙不辍，活了120岁。而虚云禅师的弟子妙智法师，生前总结自己的养生之道是"三勤、三静、三淡、三乐"。其中的"三静"是静心、静气、静行，也可以说是禅定。

有人说禅定就是我们生命的自明灯，能够自己发光来观照内心，此时清明的内心即是自己的人生导师。

◎心中有主宰

说起禅定，许多人会想到一动不动地盘腿打坐，强迫自己不去想任何事情，进入到一种虚空的状态。这个观点比较片面，坐禅并不是一定要坐下来。《华严经》中讲，善财童子五十三参，他去参访修禅定的鬻香长者，结果在家中找不到，在道场也找不到，最后居然在市场上找到了他。可见鬻香长者禅定功夫之高，行、住、坐、卧都在定中。所谓呼吸之间尽是梵音，对于鬻香长者来说，市井之中满眼川流不息的人群，满耳嘈杂的叫卖声都是梵音，这正是禅定的至高境界。

　　不过，对于初学者来说，身体上的坐也是有必要的。南宋的朱熹曾说："半日读书，半日静坐。"朱熹认为，人只有通过静坐，内心才能安定，才能探究万物之理。但归根到底，关于坐与不坐因人而异，因修行的深浅而有所差别，这需要修行的人自己拿捏。

　　我们说，禅定的定是心念不动。在我们的日常生活中，心念不动就是指心中有主宰，广义上来说就是我们的一生要有一个清晰的目标、一个明确的方向，这个目标和方向不会因为五光十色的生活而受到诱惑，不会轻易改变。就像我们所熟悉的居里夫人一样，她在获得诺贝尔奖时得到了巨额的奖金，但她的科学理想却没有因为像世人追逐财而动摇，如果研究科学仅仅是为财，那有多少科学家会半途而废！居里夫人相当镇定地将这笔奖金捐了出去，继续沉浸在各种试验的喜悦中，后来又一次获得了诺贝尔奖。

　　对于我们普通人来说，要修行禅定，除能够认清生命的真谛外，还有一个目的就是要解除当下的烦恼，让自己的内心归于平静。只有内心归于平静，才能看清楚自己的目标。解除烦恼并不是说要让脑袋放空，把妄想都驱逐出去。如果加以实践，我们就知道妄想是无法驱逐的，你越奋力赶它出去，它就越牢牢地占据你的思想，如果烦恼那么容易被赶走，那就不是烦恼了。

　　只有认识到这些妄念的实质、来源以及在人生中占据的位置，才可能将其控制，化于无形当中。这就要求我们学会观察自己的内心，心中的每一个心念，无论多么细微，都能观察它、了解它、把握它。如果能够做到这些，就说明我们已经能够观照身心的变化，对自己的心绪了如指掌，知道烦恼从哪里来，应该往哪里去，就不会总是心绪不宁，惶惶不可终日。

人的心性容易散乱，脑中总有千百万个念头。观照自己的内心，专注是必不可少的。在某段时间，专注于自己的某些思想，并对这些想法加以揣测，探其究竟。在探查内心的过程中，要一直保有一种对洞悉人性的渴望，才不至于半途而废。

当渐渐看淡了世间的各种欲望，达到无所谓我，无所谓得到的境界时，大概已经进入了禅定的最初状态。佛家把禅定分为4个阶段：初禅、二禅、三禅、四禅。我们讲的最初的状态就是初禅，到了这个状态，人会感觉到欲望已经离自己远去，自己感觉到一种前所未有的放松感，一种从内心油然而生的愉悦感，这种愉悦感与感官刺激以及欲望的满足感是截然不同的。关于四禅定我们在后面再详细讲解。

普通人要放弃追求了几十年的种种欲望是很难的，只有多观察、多读书、勤思考，渐渐明心见性，才有条件去解脱烦恼。终有一日我们感觉到身心合一、随心所欲时，我们的脑袋就会非常清醒，非常笃定。知道自己该去想什么、做什么，既不会让自己过度消耗生命，又不会让自己活得没有价值，进而安心度过一生。

◎万事皆随缘

传说古代的杞国有一个人总是担心天会塌地会陷，自己会无处存身，便吃不下饭，睡不着觉。这就是杞人忧天故事中的主人公。我们何尝不是现代的杞人，怕被人算计，怕遭贼，怕生病，整天为一些尚未发生的事情担惊受怕，心里不得安宁，又如何进入禅定。

在禅定的修行中，抛却心中妄念，解除每个当下的烦恼，贯穿整个修行过程的始末。要做到心无挂碍，到达禅定中定的境界，就不可执着于眼前的事物，要知道我们所在的这个世界，万事万物都在变化当中，世间事鲜有可控，一切皆随缘。

生活中的完美主义者都活得很累，他们总是试图把一切都安排得周周到到，却很难事事顺心，很难按照自己的意图发展。假如做父母的是完美主义者，就会在孩子尚未出生时为他安排好一切，孩子应该长多高，应该是什么性格，应该上什么学校，应该从事什么工作，找哪类型的对象。可是孩子在成长的过程中，并不是每天都和父母在一起，孩子要身心健康地成长，就要有正常的人际交往，周围的人、学校以及工作环境、各种媒体、各类书籍和文化氛围，无一不影响着孩子性格的变化，这又怎么能是家长控制得了的呢？喜欢画画的孩子你偏要他去银行工作，找到意中人又因为对方家庭状况不佳而强迫孩子放弃。这样的人生岂是孩子所求，孩子不快乐又岂是家长所求？这就是执着的结果，是不懂得随缘的结果。

人们自以为什么都懂，却不懂得人生需要随缘。缘起或者缘生，这是佛教哲学的基本思想。大家都知道佛教的三世因果观，知道因是播下的种子，那么这个缘字就是种子发芽成长所需的条件、环境、气候。因蛰伏多时，就等合适的机缘来结出果实。就像下雨一样，需要合适的温度和气压等各种条件才能促雨滴形成和降落。佛家的三法印中说到诸法无常，世间万事万物总是在变化，时间在变，空间在变，条件在变，环境在变，缘无时不变。既然缘不能由人掌控，那我们又怎么可能精密地安排生活中的一切？所以不如做好适当的准备之后，就静静等候时机成熟，让事情自然发展，再随机应变吧！

我们的人生充满缘起缘灭，达摩大师曾说："得失从缘，心无增减。"人生的快乐与否大半是由个人的心态所决定的，俗话说得好："春有百花秋有月，夏有凉风冬有雪。若无闲事挂心头，便是人间好时节。"懂得随缘的人，没有得失心，没有过强的控制欲，总是在享受当下的事物。活在当下，人人都知道这个道理，大多数人却无法做到这一点，从而为尘劳烦恼所累，心中念念不忘。许多人都认为现在的世界太浮躁，身上难免沾染一些浮躁之气，要摆脱总是躁动不安的状态，首先要静下心来，创造一种安宁的环境，一种渴求禅定的心境。缘是不可控的，自然规律也是不可控的，但是我们的心是可控的，转变一个角度看待人生，柳暗花明的那一刻终究会到来。

九、能看透才有光明：智慧

◎追求智慧的人生

我曾经说过，人类几千年来致力养生，总的来说分为3个方面：一是追求健康的人生，二是追求快乐的人生，三是追求智慧的人生。

俗话说，天下本无事，庸人自扰之。自打第一声啼哭开始，人类的各种欲望和感受便大张旗鼓地伴随我们一生。为什么用"大张旗鼓"这个词呢？因为我们普通人实在是太在乎自己的各种感觉，甚至一生都受控于自己的感觉。生活中的每件事情几乎都能左右我们的情绪，如果把我们的情绪寄托在这千变万化的俗事当中，就会产生得失心，就会执着，时间长了，就会产生无尽的烦恼和痛苦。

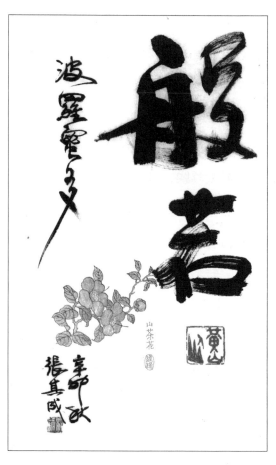

要追求智慧的人生，就要反观自己的内心，寻找让自己执着的原因，最终松开手，让人生不再有束缚。以佛家的观点，这种让人明心见性的思想，就是般若。般若是洞彻人生的大智慧、妙智慧，是通达真理的最高智慧。般若圆融无碍，就如同熊熊烈火一般，能够焚烧一切遮蔽双眼的事物；又好像宝剑般削铁如泥，斩去心中万千愁绪……拥有般若智慧的人是什么样子呢？我们来看看近代高僧弘一大师的故事。

据说弘一大师曾经到访七塔寺，住在七塔寺的云水堂。云水堂条件艰苦，里面住了四五十个游方僧人，睡在一个大通铺上。有朋友来看弘一大师，问到住宿处是否不太清洁。

弘一大师说："很好，臭虫也不多，只有两三只。那旅馆的主人待我还十分客气呢！"

后来朋友又来拜访，吃饭时，他见弘一大师只吃一道咸菜，忍不住说道："难道你不嫌这咸菜太咸么？"

弘一大师回答说："咸有咸的味道！"

过了一会儿，弘一大师吃好后，手里端着一杯开水，朋友又皱着眉头道："没有茶叶吗？怎么每天都喝这平淡的开水。"

弘一大师又笑一笑说："开水虽淡，但淡也有淡的味道。"

从弘一大师的言行举止可以看出真正的般若行，弘一大师看似在受苦受累，但内心是安宁愉悦的，这才是真正的享受生活。许多人出去旅游，住在五星级酒店里，却无时无刻不抱怨着航班延误、天气多变、旅途劳累，这到底是在享受还是在遭罪呢？人因为心态的不同会拥有截然不同的人生！

普通人的般若智慧就是一种通达的人生态度，因为能够看清、看透，所以内心不会执着于各种欲望，能够安稳地把握自己的人生，一生为光明所照耀。这样的人不会过度追求，容易满足，乐于助人，常以分享和感恩的心态待人处事。因此常有三五好友伴其左右，家庭关系其乐融融，有了这样的人生，我们还要苟求些什么呢？

◎迷人口说，智者心行

佛家所说的般若到底存在于何处呢？六祖惠能云："菩提般若之智，世人本自有之。"也就是说，般若智慧实际上存在于我们每个人的内心当中，惠能认为，世间众生的佛性本来是没有差别的。因此要达观处世，必须要勤于反观内心，寻求正见，不要被贪嗔痴之心遮蔽双眼，才能看清佛家所说的真相、实相。

有一句话说"性格决定命运"。所谓性格，实际上是人的一种惯性思维引起的自然反应。如果一个人对任何事都异常敏感，听到有人议论自己就受不了，连下雨都会感到悲伤，那么他的烦恼也随之增多，久而久之就形成了多愁善感的性格。如果说人的性格是由想法、意念所塑造的，那么也可以由人心来改变。只要找到易感的原因，放下执着的念头，那么烦恼也就渐渐离自己而去，人生也就豁然开朗。

《六祖坛经》云："迷人口说，智者心行。"我们要想看透人生，做一个有妙智慧、大智慧的人，不能只是口舌功夫，勤于修行也是十分重要的，修就是修身养性，行就是端正行为。佛经都写得很琐碎，这是因为佛法就在我们的生活中，离不开琐碎之事，所以修行也完全融入我们的生活当中。生活中发生的每一件事都像明镜一样观照我们的内心，从中可以看到正见，也可以看到妄念，而贪嗔痴就是妄念，会给人带来无尽的烦恼，甚至是疾病。

当我们开始尝试摒弃这些妄念时，就会发现自己的心非常大、非常空。道家也讲求这个大字，《庄子》的开篇就讲到"鲲之大，不知其几千里也"。当人的心大到一定程度，就没有边界了，就像宇宙一样，容得下亿万星球，也就无所谓是非、美丑、善恶了。当人在登高远望时，或者面朝大海时极容易出现这种感觉，眼前是大自然创造的无限美景，自然这个神奇之物拥有多么奇妙的力量，我们生活在其中，与自然万物相比，名利又算什么呢？人世间的各种纷扰又何其多余、何其可笑呢！

我们的心中有这样的想法时，就会有一阵通透之感，放开了一切，佛性也就自然而生。六祖惠能说："前念着境，即烦恼；后念离境，即菩提。"我们的一生中可能会有很多次拥有这种离般若很近的感觉，也许这种感觉是一闪即逝的，但在拥有的那一刻，我们也看得到菩提。当人的年纪和阅历到达一定阶段，这种一闪即逝的菩提便会逐渐在心中停留得长久些，那么烦恼也会离开我们远一些，直到不再出现。

想拥有般若之智，拥有一个通达的人生观，把希望寄托在他人身上是行不通的。当然，他人的力量也有启发的作用，《圆觉经》上就曾说："若遇善友，教令开悟净圆觉性，发明起灭，即知此生性自劳虑。"善友是良师益友，但也充当不了中坚力量。人生的路只有自己去走，假如希望这条路能够走得平坦一些，轻松一些，就少不了一个智慧的头脑。我们若以佛为师，就要依佛陀所言，走过布施之路、持戒之路、忍辱之路、精进之路、禅定之路，直到明心见性，找到自己心中的大智慧，才会安享人生，拥抱健康快乐的人生！

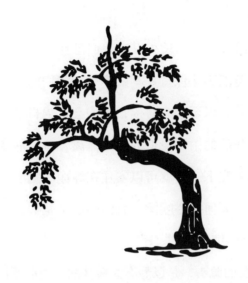

第三章

定心才能定健康

一、身心一静，血脉畅通

◎何为静

由于忙碌和散乱的心，长久以来我们已经看不见内心深处的自性。我们的心，竟然无法保持片刻的宁静；我们的心，竟是如此焦虑不安，充满成见，以至于有时候，我们会认为自己活在现代世界的城市中，就像死后的中阴身似的颠沛流离，备受煎熬。如果我们的心可以自然地安定下来，就可以安住在纯净的觉醒中，但是很多时候，我们不知道如何把心唤醒，我们的心又是如此狂野散乱，因此我们需要一种唤醒心的方法。

老子指出生命的源头，是以静态为根基的，因此要修养恢复到生命原始的静态，才是合于常道。"致虚极，守静笃"，致虚要虚灵到极点，守静要清宁到静极，便是摄生养神的妙方。所谓安心，也就是禅宗秉持的修持禅定，荡涤一切执见，证心自觉。佛家讲究精髓在于心学，只有真正地把心安定下来，全身心浸浴虚静之中，才能悟道。如果妄念侵入时，就要用"守一不移"的虚静理念去克服它、战胜它，因为只有心自定了，外部的妄念才能泯然灭去。而禅坐，则是为了唤醒我们自己像天空般的心性，让我们的心回归到天地本源之中，让我们认识自己的真面目——不变的、构成整体生死根本的纯净觉性。在禅坐的寂静中，我们可以看见它，而且回归自性。

◎何为坐禅

坐禅又称禅修、静坐、打坐，它是佛教中的一种基本修炼方式，最早由古人的散坐和跪坐演化发展而来。我国传统的静坐养生功法，实际最早可追溯到5000年前的黄帝时代。据《庄子》一书记载，黄帝曾向名叫广成子的人询问学习长寿之道，广成子说："无视无听，抱神以静，形将自正。必静必清，无劳汝形。无劳汝静，乃可长生。目无所视，耳无所闻，心无所知，汝神将守形，形乃长生。"以上这段精辟的论述，实则就是在静坐中的真实感受和长生之道。静坐既可养身延寿，又可开慧增智，故显教、密教及道家、儒家、瑜伽术对打坐都很重视。《释禅波罗蜜》说，若想获得一切佛法中的最高奥义，当属禅，就好像得到了顶级的珠宝，则一切珠宝都归于名下。

"禅"是梵文"禅那"的简称，意思是"思维修""静虑"。通过静虑的方式达到入定的状态，禅坐则是通往这个境界的常见的方法。《六祖坛经》说得非常精辟："自性不动名为禅，心念不起名为坐。""外离相为禅，内不乱为定。"而在养生学中，坐禅更是备受推崇。因为不论是否修佛，静坐对一个人的身心都有好处。坐禅可以心静，心一静则万物静，继而全身随着心灵得到彻底的安静。最终，与天地自然融为一体，大彻大悟，智慧自然而生。

正因为坐禅的意义如此重大，因此佛家之人非常重视。有一位虚云老和尚，曾经在终南山打坐修行。他崇尚自然虚静，虔诚至极，常常进入无我虚静之中而忘记世间之事，甚至可以不眠不休。有一次他煲马铃薯，之后便开始打坐，连自己都未曾意识到入定了多久。过了很久，有人发现虚云和尚许久都不曾露面，很是担心，于是登门拜访，见他还在那里打坐，就把引磬一敲，替他开静。开静以后，虚云和尚对来客说："既然来了，就在这里和我一起用饭吧！"哪知打开锅之后，发现马铃薯已经全部发霉了，虚云和尚这才意识到，自己已经禅坐六七天了。

虚云和尚可谓达到禅坐中的顶级境界了，真正在静坐之中达到了空的境界，他如虚空，完全忘我以及外部的现实世界，任外部时光飞逝，自我则岿然不动，而在开静之后，他又能自然地融入现实生活中，定与不定没有了明显的界限，也就是时时都在定中。坐禅能将身、息、心的调节合而为一，保持正确、舒适的姿势，调整呼吸的节奏，放下心中一切妄念，将散乱的心集中为统一的心，"于念念中，自见本性清净"。具行上人生前曾有一语："吾半路出家，一字不识，但知一句阿弥陀佛耳。"修行到此般境界，已是极致。

◎坐禅对健康有大帮助

在佛教徒的修习中，禅定是关键，它不但是修身的良法，而且还是养生的妙方。追求坐禅本源的人，不会让生命牵累自己的精神，超脱世间束缚的人，不会让爱憎的情感牵连自己的生命。不仅形体生命可以消灭，精神活动也可以停止。这样就形成了一种超脱现实世界的超然状态，对外在世界无所爱憎、无境可对（绝境）的超越境界，也就是最高的涅槃境界。这样就可以达到养生长寿的境界。

为了让禅定发生，首先是要创造宁静祥和的环境。在我们的心能够获得自在前，首先要把心的环境安静下来。我们长年受外在世界的影响，内心难免波澜涌动，平常心就像蜡烛的火焰般，受到思想和情绪的风所动，摇曳闪烁，经常改变。只有当我们把蜡烛四周的空气安定下来之后，火焰才能烧得稳定；佛教的养生修行，以"灵情"修行作为修习的基础，以期超脱世俗，达到一种高层次的修养境界。只有把思想和情绪的纷乱状态安定下来之后，我们才能看见心性和安住于心性。另一方面，一旦我们在禅坐之中获得稳定，任何喧闹和骚扰将大为降低它的影响力。此时的情，不再是我们通常所说的感情，而是人体中本源的精妙之物，一种绝对的安静、无思无念的精神境界，即涅槃境界。

美国哈佛大学教授和马里兰州大学哈里博士经5年研究后说："冥思静坐可对视力、血压、认识功能的激素水平提高大有好处，另可治疗许多不治之症和心脏病、关节炎等慢性病。"荷兰科学家研究表明，打坐沉思者比其他人致病的可能性低50%，在感染威胁生命的重病方面低87%。

美国伊利诺伊大学的科学家们对40名学生进行静坐生理实验观察表明，只要静坐5~10分钟，人的大脑耗氧量就会降低17%，而这个数值相当于深睡7个小时后的变化，同时发现受试者血液中被称为"疲劳素"的乳酸浓度也有不同程度的下降。

小乘佛教讲："久坐必有禅。"从养生学和科学的角度来说，静坐不但可以增长功力和养生疗疾，还可以开悟增智、顿悟宇宙人生大道。

◎坐禅的姿势

坐禅也要讲究正确的姿势与坐法。现代人容易沉迷在机械作用和机器之中，对纯实用的事物容易上瘾。但是坐禅重在一种精神的修行，坐禅最重要的特色不在于技巧，而在于精神，我们或许可以称"姿势"，是一种纯熟、有灵感、创造性的禅修方式。而采取正确姿势的重点是为了创造更有启发性的环境，以便进入禅定，唤醒本觉。身体的姿势会影响心的态度，心和身是互相关联的，一旦姿势和态度受到启发，禅定自然会生起。

如果坐着的时候，心不能完全放松下来，担心或思虑某些事情，你就不会达到真正的禅定境界，因此身体也不会完全放松下来。

坐姿

最常用的坐姿是结跏趺坐和半跏趺坐。结跏趺坐又称全跏坐、正跏坐，是各种佛像中最常见的一种坐法。一般修行坐禅者都会采取这种姿势，在佛教禅宗里，这种坐法被认为是最安稳，最不容易疲劳的，且身端心正。相传释迦牟尼在菩提树下进入禅思，修悟证道，采用的就是这种坐姿。结跏趺坐的姿势是以左右两脚的脚背置于左右两股上，足心朝天。这种坐法又可细分为两种，先以右足压左股，再以左足压右股，双手的上下秩序也是以左上者，称之为降魔坐；反之则称为吉祥坐。

盘腿而坐。若两腿交盘，叫作双跏趺坐；若只能放一只脚在另一脚的大腿之上，称为单跏趺坐。若连单跏趺都做不了，只能双腿盘在胯下，那便称为散盘。初学者3种姿势都可以，稍后便须练习至能够双跏趺坐。第一种适合训练有素的年轻人使用，第二种适合一般人用，第三种适合肥胖者、年纪大的人用。当然这不是固定的，有的人年纪虽大，但身体柔韧性却很好，用第一种方式亦无不可。如果以上方法皆不合适，就像平常一样，坐在椅子上亦可。总之，以自己觉得舒适为第一原则。

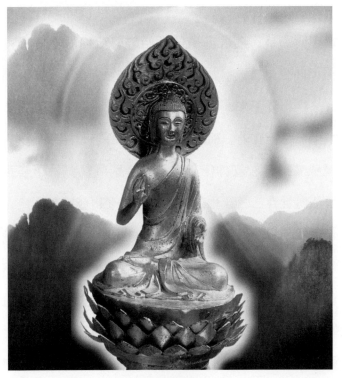

双跏趺坐

手可以舒服地盖在膝盖上。这种姿势称为"轻安自在心"式。双手结等持印置于脐下，即两掌仰起来平伸，右掌叠在左掌上面，两拇指微微接触。常犯的错误是两拇指上竖，相触成三角形，而且用力。

双腿交叉表示生与死、善与恶、方便与智慧、阳与阴、轮回与涅槃的统一，这是不二的心境，也是禅宗的要义所在。也可以选择坐在椅子上，两腿放松，但背脊一定要维持挺直，要保持挺如箭、稳若山。如此，气才可以通过全身脉搏通畅全身，而心灵在身体舒适的状态下可以真正地休息。身体放松，做不到的姿势不要勉强，但也不要歪曲。两肩和上半身带出姿势的力量和美感，它们维持着姿态的平衡，但不要用力。

眼睛。渐渐地，随着静坐的开始，要让你的一切感官（听、看、感觉）自然开放，不做掩饰，不追逐它们，随后心开始变得安宁平和。一旦心静下来，内观也开始清明了，就要逐渐打开眼睛。你不是把生命排拒在外，而是维持开放的心态，随遇而安。你会发现你的视线变得比较安详宁静。不要特别凝视哪一样东西，相反地，轻轻往内看自己，让你的视线扩张，变得越来越宽广，越来越扩散。你会发现视线变得比较开阔了，也变得比较安详、慈悲、平静和轻安了。可以随意把视线拉高，眼睛仰望你前面的虚空，或者往下看，沿着鼻端以45°角看前面。这里有一个要领：每当你心乱时，最好降低视线；每当你昏昏欲睡时，就要把视线拉高。

听觉。坐禅时，随着心灵逐渐变宁静，外界的一切事物开始变得虚空空灵，当真正进入空灵境界时，一切的声音便也开始变空。不管你看到什么，听到什么，都不要去理会，不要去执着。让听去听，让看去看，而不要让你的执着进入知觉之中。

这种姿势让你产生一线希望的火花，一切众生皆有佛性，当你采用这种方式坐禅时，你便与天地自然融为一体，心灵心性开始与佛法沟通。最深的安宁唤醒了你心中潜在的佛性，真正鼓舞你的佛性显现。另一方面，当你感受到自己超脱出这个世界之外，心意与佛法相通，受到佛法点化，进而转回到现实世界之中沉思、宁静的内心，顺畅的呼吸、通达的血脉就自然达成了。

◎坐禅之后修整

打坐之后，先把双腿打开，腰背挺直，小腹微微内收贴脊，但不可收得太紧。舌头轻轻与上颚接触，不可用力，因为容易引起喉痛。当舌头接触上颚时，口涎自然增多，应该将之慢慢咽下。咽时不可用力，几乎是让口涎自动流下。全身舒展。

然后轻拍环跳穴。不需太用力，只要达到微微发麻即可。因为这种力度正好可以刺激穴位，促进血液循环，而不至于由于太用力而伤及肌理。然后按足三阳经的走行轻拍腿外侧，拍到膝盖，注意拍膝盖要轻柔，不可用力，因膝盖关节之处恰为气流通的节点。沿着膝盖一路轻拍下去，拍至踝关节，至脚背、脚趾，大脚趾尤其要重视。之后重点加强足三阴经的拍打。足三阴经脉分布在腿的内侧。因而从腿的内侧开始，一路轻拍向上，直至腹部，然后加强力度，直至胸部。

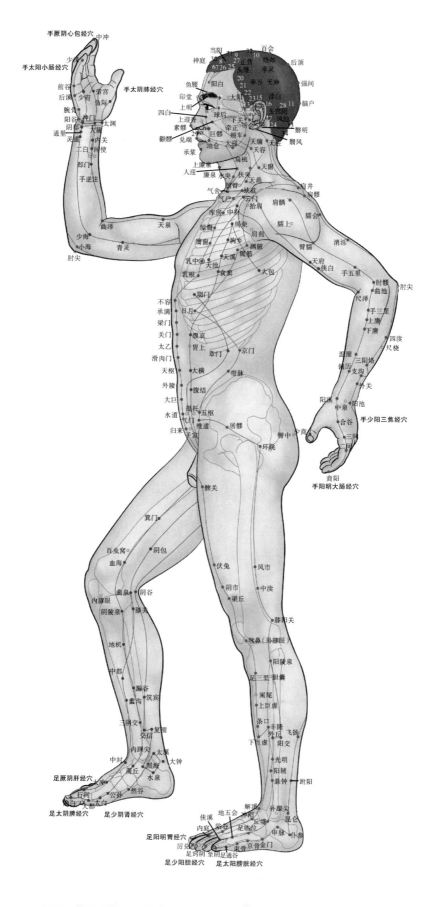

佛

佛家养生大道

二、修禅之前要五调

对于忙碌的现代人，如何将心安定下来，减轻生活的压力及缓解身心的紧张是当务之急。

禅，汉译为静虑。禅，充实宇宙，古今一如。唐代青原禅师说，禅就是我们的心。这个心是指我们脱离外在世界，超越世俗一切束缚之后达到的真心。真心是超越一切有形的存在，却又呈现于宇宙万物之中，即使是看似平淡的日常生活，也到处充满了禅机。因此每日静坐几分钟，相信可以达到身心安定的作用。六祖惠能大师说："道由心悟，岂在坐也？"就是说明参禅求道，重在觉悟真心本性。所谓坐禅就是静坐，可以使血行保持正常，达到有病治病无病保健的目的。它作为精神集中的锻炼术，可补虚导滞，使心定而气和，气和则血顺，使活力和热力渐渐发挥其治疗作用。坐禅是达到静坐敛心、明心见性、禅定真如的美妙境界的一种方式。坐禅能消除一切杂念，身心虚静，减少消耗，有益健康，延长寿命。静坐时，一切放下，身心收敛，外境不扰，内无新虑，徐徐入定，借呼吸的作用使横膈肌上下动作，逐渐排出腹部淤血，返回心脏，使全身机能更协调，新陈代谢更顺畅。

止观为天台宗禅修的根本之法，止是定，即禅定；观是慧，即般若。止观二法"如车之双轮，鸟之两翼"，两者相辅相成，互相助长，不可偏废。止观二法必须结合，才能入得佛门。止是为了"系心不纵逸，亦如猿着锁"。坐禅时，人心难调，各种各样的念头犹如森林里一刻不停歇的猿猴，放荡飞驰，要想让心入定，就要用绳子牢牢地捆住它，入定由此而生。《西游记》里把孙悟空叫心猿，其实也就是影射这种心念的状态。观则是通过心灵来体察这个世界，而非用眼睛观察世界，观是为了了脱尘缘，脱离外部世界束缚，泯灭烦恼。情欲使人无明而有惑，不能通达佛道。止能让一切杂念断掉，正如针灸时找对了穴位，则一切病除。观能泯灭烦恼，领悟真理，则好像得到了高级的珠宝，则得到一切珠宝都不在话下。止观的修炼应以调食、调睡、调身、调息、调心五事为基础。

对于初学者而言，坐禅仍是参禅重要的入门方法。《天台小止观》里说，初学坐禅，当外调五事：调食、调睡、调身、调息、调心。智顗大师继承其师的禅修作风，并进一步把气功养生理论纳入天台宗止观学说之中，著有《童蒙止观》《六妙法门》等佛家气功养生著作，详细论述了禅修时如何调食、调睡、调身、调息、调心5个要点。

◎坐前准备

坐禅之前的准备也是很重要的，这在一定程度上影响坐禅的效果。首先是坐禅环境的选择，要以安静、舒服为主。环境不宜太过潮湿或太过炎热，光线明暗要适中，空气须流通，但不宜于风口处打坐；室内宜静，凳床皆可，衣带宽松，全身放松。坐垫不宜太软或太硬。时间上，坐禅可安排在早上起床后、晚上睡觉前或假日休闲时，同时应避免在过于饥饱、身体疲倦以及剧烈运动后坐禅。再者，初学者最好常到寺院与大众共修，待完成基础训练后，再居家独修。

其次是坐禅时的心境，禅修应放松心情，同时心怀宁静美好的情绪。坐禅时，须常以自我当下的身心作为禅观对象，进行对无常、无我的体察，同时近善知识、培养慈悲、止恶行善、坚固信心、礼佛忏悔。所谓"久坐必有禅"，只要能以正确的方法坐禅，耐心练习，假以时日，就能坐出宁静、轻安、喜悦的心境，自然能获得坐禅的好处，增强坐禅的信心。

◎调饮食

饮食是人维持生命的基础，食物是生命不可或缺的东西。但凡事都要讲究适度，饮食本为滋身进道所需，但食之过饱，则胃肠不能完全消化吸收，会破坏身体的气，使胃肠加倍工作，令百脉不通，令心闭塞，反而要把未消化的余物排泄于体外，静坐不得安宁；若食之过少，就有营养不足、身体衰弱的顾虑，身体羸弱，意虑不固，也与静坐不相宜。多食少食都非得定之道，所以说："身安则道隆，饮食知节量，常乐在空闲，心静乐精进，是名诸佛教。"饮食必须均衡。我们总喜欢多吃，这并不适宜，应该在进食以后，略有饱感即停止。古人说："体欲常劳，食欲常少。"这句话极有意味。同时，食物的味道也极有讲究，味道过重，加重身体之气，而味道过淡，则索然无味。凡在吃饱的时候，不宜静坐，通常要在食后两小时，方可入座。早晨起来，盥洗以后，只饮开水，空腹入座最适宜。

◎调睡眠

睡眠也是养生之中极为重要的部分。人们劳力劳心以后，必须有休息的时间，以恢复体力和精神，睡眠乃是最长久的休息。常人以睡眠8小时为度，过多就叫精神困昧，反而会加重身体负担。如果睡眠过多，不但不能够修学戒定慧，还会失掉已经成就的功德，令人迷迷糊糊、懵懵懂懂，还失掉了原来的那个善法成就的功德，对静坐极不适宜；睡眠过少则体力没有完全恢复，精神不振，身体承受不住，心思不能集中，也对静坐不适宜。所以睡眠必须有定时，有节制，常常让神志保持清明，方可入座。"要经常思念无常，调伏睡眠，令神气清白，念心明静，如是方可栖心圣境，三昧现前。"总之，睡眠不可过多，也不可过少，方为合理。佛经上说：到夜间的时候，初夜、后夜也不要空过时间，也要修行圣道，若睡眠过多，则会荒废一生，一无所得。

◎调　身

调身方面，为了使躁动不安的身心安定下来，首先需调身。身体是心灵居住的场所，调身是心灵自由的前提条件。调身者，日常生活要充分遵循养生之道，万事讲究一个适度。饮食不要过饥过饱，睡眠时间不要太长太短，动静要结合，不宜久坐，要加强运动。天气寒冷要注意保温，天气酷热要注意避暑。饮食要讲究卫生和营养搭配，不要长期居住在潮湿和空气不流通的地方。

坐禅之前的调身主要就是调整坐姿。选择好盘坐的姿势后，将两手掌相叠，两手仰掌，左手掌在上，右手掌在下，两拇指相对，贴近小腹，放在腿上，自然安适，慢慢入定。大拇指轻轻相抵置于双腿之上，之后脊背竖直，可让我们的五脏六腑运行畅通，两肩放松，可消除我们平时的紧张，头颈正直，双眼微闭，充耳不闻，用鼻呼吸。收下巴，舌抵上颚，胸微倾，使心窝下降，横膈肌松弛，臀部稍向后拱起，调身的阶段就完成了。调身是影响静坐的第一个因素，身调得好，继而才能调息、调心。身调则脉调，脉调则气调，气调则心调。

◎ 调　息

气息与生命息息相关，气息能反映出我们的身心状况，所以平稳的呼吸，是让身体、心灵平静的关键因素之一。呼吸与身体的关系极为密切，也与心的关系极为密切，故调息得当既可以调身也可以调心。调息，使呼吸和意念平衡一致，能使体内各种内分泌激素等自然调整平衡。

调息为修定的入门方法之一。调息的方法有数息和随息，数息有减少睡眠等5种作用，是修定的基础，对治散乱心最为有力。数息又可分为数出息、数入息。数出息是把注意力集中在呼气上，每呼出一口气，即数一个数字，数到十，再从一数起，如此反复念数，注意力便能渐渐集中而杂念渐少；反之，数入息则是将注意力集中在每一个吸气上。数息时，当妄念生起而丢失数字时，可从一重新数起。

息就是呼吸。调息者调顺便自然呼吸，令呼吸畅通寂静，气息缓慢深长。一般而言，呼吸有4种现象：风（出入有声）、喘（结滞不通）、气（出入不细）、息（不声不结不粗）。前三者都是气息未调之相，对人的身心皆有不利影响，喘相是最为严重不调和的呼吸相，好像生重病和跑步后的呼吸，气相就如同平常的呼吸。

这3种呼吸都需要经过细致的调节，一般说调息是指调顺腹式自然呼吸，人们在婴儿时多用此呼吸法，因此婴儿的睡眠质量高于成年人。呼气时小腹内收，吸气时小腹外挺，与肺部的一呼一吸频率一致，起伏相应。初坐禅时可以有意识地去调节呼吸，渐渐地则可适应此呼吸方式。此方式能令呼吸畅通寂静，唯有气息和顺舒畅，心才能平静安稳，绵密而无觉。调息，便是要让我们的呼吸由急躁粗重转为和缓细微。气息缓慢深长，有助于消除身心疲劳，增强免疫力，不少疾病因此痊愈。

调息当依据下面三法。

（1）下住安心，即把心放于气海丹田，把心平静下来，下腹部徐徐用力，使之稍稍向前，精神安住，呼吸自然调顺；

（2）放松身体，不要矜持，放舍一切，使身体轻松愉快；

（3）观想气从遍身毛孔出入，通行无碍。息调则众患不生，散心易定。总体来讲，无声音，不结滞，不涩不滑，是息调相。

◎调　心

最后是调心，调心是最高级境界，也是最不易掌握的法门。综合以上的调身调息，归根到底是为了调心。所谓心，其实指的是人的主观意识，重视心其实是人们重视主观能动性带给人们的外在影响。春秋战国时代的荀子说过：心是不可能纹丝不动的，但是我们仍然说心可以获得"静"的状态，也就是不让各种胡思乱想和烦恼来扰乱思维。可见，荀子的主张与禅宗有着相同之处。

所谓的调心，是静坐的主要目的之一。现代人面对快速的生活节奏，每天要面对各种各样纷繁的事情，很难有平和的心境，而在纷纷扰扰的繁忙琐事之中获得一丝宁静，静坐不失为一个有效的方法。调心就是要把杂念、妄想、散乱的心专注于一处，让妄心止息而进入清净、明觉、忘我之境，这也是坐禅的根本目的。

调心的方法很多，首先，要在平日的生活中调整自身的生活。尽管我们处于如此纷乱快节奏的生活之中，但是仍然要注意随时调整饮食、睡眠，调食调睡以达到调身的目的。

其次，还要注意调息。《大宗师》篇："真人之息以踵，众人之息以喉。"所谓的真人，当然是理想的得道之人，好比佛教界的高僧。而众人则指芸芸众生，只有经过认真、不断地调整，才能达到虚空专注的最高境界。

心专注是调心的首要目标，让我们的心有所专注，必须要做到"一志"，也就是要专心致志，集中精神，无论外界多少干扰，多少诱惑，都要做到勿听勿视，而只用心去体验。换句话说，不是用眼用耳朵去观察世界，而是用心去体察世界。

初调心时会出现思绪纷乱、精神不能集中的现象，当出现这种状况时，可把注意力集中在鼻端或发际，提起正念，使心神集中。或者把注意力集中在丹田，使浮躁之心下沉，方可使散乱之心平静。

调心的一个关键是不要执着于烦恼。人世间烦恼本就从心而生，而执着于烦恼，放不下自我，过于执着地钻牛角尖则更加重了心的苦楚。调心的时候不要把事情都想得太明白，懵懵懂懂的状态就很好。这种调心的过程相当于在大量的泥沙中冲洗出金子，金子裹在泥沙之中，需用清水冲走污浊的杂质，方能见到其中真金。不分别而不知不分别，无念而不知无念。这样心能为形气之主，导归向上一路，好比牧人牵牛归家一样。

心能调顺则身体和气息都调顺，就好像在牛鼻子上系了根绳子，可以控制牛的身体不去踩踏庄稼（如调身），也能控制牛的眼睛不东张西望（如调息），但都显得比较勉强，因为牧人必须时时收紧绳子，时时防范。假如调心能使牛自觉地不去侵犯庄稼，专心吃草，就能达到效果。调心就是让你心甘情愿地去守心，自觉地防止妄想杂念的生起。

调心有两种方法。抑制住心中烦乱的想法，让心灵与内在心绪相应，不让杂乱的想法冲破思绪，应该让思绪的变化轻重缓急适得其所。如果坐禅时心中思绪烦乱，心神不宁，没有精神依托，头脑低垂，这就是沉相。这时候要将注意力集中到鼻子前端，或者将注意力集中在头顶、双眉之间，或者让精神集中，不让精神发散，这样就可治愈沉相。如果在入定之前心绪不安，身体也会躁动不安，各种杂念便会乘虚而入，这就是浮相。这时不妨放宽心，想象着身体中的气流向下身，最好集中在丹田处或者肚脐处。更重要的是要振奋精神，安心凝神，让心绪集中到一处。心如果定住，便会安静。总之，心安定，无杂念，才是不浮不沉的调心之相。

三、禅定四境界

◎放下是内心自由的前提

禅定是由梵文Dhyana翻译过来的，意思是静虑——心定下来观察思维。也就是以所观的境，令心专注不散，称为定；观即是作种种的观行。禅定包含止和观，止和观都是由梵文翻译过来的。一个人修任何的禅定，一定离不了止和观，不然的话，他修的禅定会偏向于外道。

禅定是开启自由心智的微妙法门，它的本质是帮人解脱，让世人从名利的追逐与占有中解脱出来，达到身心的彻底放松，既不为生老病死所困惑，也不被喜怒哀乐所纠缠。禅宗重视定功，认为只有禅定才能使一个人的心智真正自由。没有禅定功夫的人容易被激怒，被诱惑，失去耐性，乱了方寸，很难领会禅之精要。学不会放下的人，永远体会不到内心真正自由的快乐。

在唐代，有一位著名的禅僧叫布袋和尚。有一天，一位僧人想试探布袋和尚有何修行，于是他问布袋和尚："什么是佛祖的来意？"布袋和尚默默地放下布袋，看着他，一句话也没有说。僧人又问："没有别的了吗？只是这样吗？"布袋和尚又把布袋放在肩上，转身走了。那僧人一头雾水，以为布袋和尚徒有虚名，只不过是个疯子，于是转身离去。哪知没走几步，觉得有人碰自己的背，回头一看，却是布袋和尚。布袋和尚微笑地看着他，伸出手对他说："给我一枚钱吧！"

这个故事大有深意。布袋和尚没有直接用语言告知禅的含义，但是每一个动作却处处有禅味。放下布袋，意思是我们要放下，又把布袋放上肩，是在教我们拿起。该放则放，该拿则拿。布袋和尚的布袋放下拿起看上去一切自然，实际上也是有所选择的，放下时不执着于放下，是自在；拿起时不执着于拿起，也是自在。不论是拿起还是放下，都不要执着，那才是真正的自在。就像我们在修行过程中，什么时候应该拿起，什么时候应该放下，都不是灵光一现就能决定的。

然而在现实生活里，我们却常常该拿起时拿不起，该放下时放不下。大多数人，总是扛不起自己该承担的责任与义务，提不起磨炼所需要的意志和毅力，放不下成败与得失；提不起信心和愿心，放不下贪心和嗔心。很多人志向远大，却提不起为自己的志向所付出的努力与汗水；他们渴望成功，渴望一步求成，却提不起成功路上的艰辛与苦难。他们放不下失败，一旦失败，不是鼓起勇气，再度前进，而是自怨自艾，怨天尤人，感叹生不逢时。

《菜根谭》有云："宠辱不惊，看庭前花开花落；去留无意，望天上云卷云舒。"放不下宠辱，便得不到真正的自在；放不下成败，便得不到真正的解脱。敢于放下，果断放下，心里才是真正的放下，放下的一刹那，你会感到天地原来如此广阔，你会发现你的脚步是如此轻盈平稳，你的心是如此安稳温馨。

◎ 如何开始修习禅定

很多人觉得禅定是陌生的、不寻常、不自然的东西。它超脱于现实生活之外，与世俗的生活相分离，是一种高深莫测的深奥哲学。其实这是错误的理解，人间处处有禅意。禅定不一定是陌生的、分离的或身外的东西，它存在于你的内心之中，你的整个心性即决定了你的禅定。

大千世界，有太多的事物蒙蔽了我们的双眼，有太多的诱惑蒙蔽了我们的心灵。虽然我们认为自己事事明察秋毫，但是我们总是在墙外行走，只接触到表面的东西，而无法发现这个自然的心。在观念上，我们需要解释我们的世界，但是太多的东西阻隔了我们与自己的内心真正的交流。因此我们也许会花上很长的时间，经年累月地解释、思考、分析和感觉，但从未到达那个自然的状态。"解释"将我们与真实分离了，留给我们的只是成见——有关我们对世界的性质的某些观念，使得我们对日常情境的回响和反应，都无法从心的自然状态中流露出来。

因此，我们必须借助禅定的方法洗去那些蒙蔽在我们双眼上的虚幻尘埃，让我们真实地接触到这个世界。通过适当的禅修，我们可以发现内心最真实的方向，因为禅定就是心的自然状态。平时我们的心很散乱，散乱的心使我们迷失，迷失就不能清楚地观察世间的真相。有了定，就可以深入地观察世间的真相，即苦、无常、无我和空，这就是智慧。

◎ 禅定四境界

佛教认为，大千世界可分成三界：欲界、色界和无色界。欲界的人有种种欲望，且没有定心。人们生活在其中，深受种种欲望的诱惑，从而无法达到定心。在欲界里修禅定，其中一个目的就是要离欲界而进入四禅八定的境界，即进入到一种无我的虚空状态之中。在那个境界之中所看到的是一片虚无，即是中国古书所讲的混沌初开之境界。只有达到这种虚无的境界，才能进入无我状态，从而进入真正的宁心定心之中。

四禅定，即用以治惑、生诸功德的四种根本禅定，亦指初禅、二禅、三禅、四禅。自初禅至四禅，心的定力逐次发展，形成不同的精神世界；或者从修身的过程而言，前三禅乃方便之阶梯，仅第四禅为真实之禅。

初禅

初禅有觉、观、喜、乐、一心五支。

觉：指我们的身体对外界的感受和心境。这时的知觉是处在初禅的境界中，并非如我们现在欲界的知觉和感受。

观：指我们内心的观察。不是指最粗浅的五官的观察，而是内心对外物比较细微的观察。

喜：内心的欢喜感觉。当自我的身心脱离了欲界，也就是说脱离了外界事物的束缚之后，处在宁静舒适的境界中，故内心生起欢喜的感觉。

乐：指我们身体五根所感受到的一种快乐。当你进入初禅后，会发现自己的身心由于脱离了外界的束缚，脱离了欲界的诱惑之后，会进入到一种初步的虚空状态。在这种状态中，人会感受到一种从未有过的快乐感觉。所以初禅又称为"离欲喜乐"，意思是人脱离欲界后在内心生起的欢喜和快乐的感觉。

一心：心专一念，定在境中保持不动，也可称作"心一境性"。

在进入初禅状态之前，首先应放松身心，让自己进入到一种绝对的安静之中。感觉自己与周围的一切，与天地万物完全融为一体，自己的身体融入自然之中；然后在这宁静与融合之中，自己的身体慢慢地再度动起来。大约有8种不同的感受，那就是"冷、暖、动、痒、涩、滑、轻、重"，很多人在这一瞬间会体会到从内向外的宁静，让宁静充满内心，内心因宁静而祥和，因祥和而感到快乐。

人最初进入初禅，会有很多杂念干扰，如纷纷扰扰的往事，人与人之间的恩恩怨怨等都会在心里挥之不去，所谓树欲静而风不止。

然而当初禅定力不够时，自我的欲念会占上风，此时犹如一盆脏水，已撤去了水面漂浮的杂物，水质开始显露，水面略能倒映一点点日月之光、云树鸟影，各种干扰的情绪一扫而空，心渐虚凝，不复原念名利、冤亲等事。身心自然正直，久坐不疲倦，心自然明净。再过几日，坐中不见己身及周围物体，犹如进入虚空幻象之中，入定渐深，身心空寂，不见内外。到达这种状态，说明人已经进入初禅，心境已经出离了欲界。此为一级禅定。这时已经脱离了欲界的财、色、名、食、睡五欲，也就是说，已经除掉了贪、嗔、痴、慢、疑这引起人们五大烦恼的根源，人的烦恼皆来源于内心的欲望，而各种各样的欲望中，这五欲尤甚。它们遮盖我们的慧识，让我们被欲望所蒙蔽，接触不到真实。

但要注意的是，此时只是撤去了这盆脏水表面漂浮的杂物，领略了一点点大千世界的奥妙。真正的佛心禅意尚未真正根深蒂固，大千世界的诱惑随时可以重新进入内心。如果这个时候就生满足之心，以为自己已然得道，产生倦怠之感，迷醉于美感中留恋不舍，不知返回，将无法再进步，甚至会再掉入欲界。

二禅

二禅有内静、喜、乐、一心4支。

内静：指从初禅的身识相应达到了心识相应，从心性的觉悟达到佛性直现。

喜：因舍弃了最初粗糙的感觉，感官和言语分别，因而内心感觉欢喜，身心自悦。

静坐之时，尽管所有的活动只来源于内心，并没有借助语言，但是这并不代表我们不是用自己惯用的语言来思考。如中国人思考时用汉语，英国人思考时用英语一样。此时借助语言，是因为我们尚未摆脱外在事物对我们的影响与束缚，我们还需借助外在事物来进行修禅。在初禅时，还是有用语言来思考问题的情况，然而到了二禅，我们就摆脱了外在事物的影响，消除了语言的束缚，因而内心感觉无限欢喜。

乐：当你进入了二禅，因身体上的安详和内心的平静而感觉很快乐。喜与乐的差别在于身体上感受到乐后内心生起的欢喜。

一心：这里说的一心是指定。当我们进入二禅之后，心灵已进入到一个新的境界之中，摆脱了原来外在纷纷扰扰的事物，可以保持内心的安宁与平和，并且苦乐不受，一心不动，不易反复。

当你在初禅修持取得一定心得时，就会觉得自己的身体发生了某种变化，而原有的感觉与观念原来是如此粗浅不堪。而当你发现原有事物如此粗糙时，发现原有的感觉与观念已成为如今的烦恼时，便从心底打算将之舍弃。而将其舍弃之后，你会觉得浑身轻松，进而就会慢慢进入无觉无观之境界。

此时的你，心静如止水，心念处在清明的状态，这时内心的宁静处在一种无比祥和的状态之中。这种内静与初禅的宁静有所区别，初禅时，由于依然受外在世界所束缚，只是初步去除了真如本性上的蒙尘，一切景象皆是幻象，而且是来自自己内心深处。这些幻象在你修禅之时不断地干扰诱惑，但是只要你不惧怕，静寂不动，种种幻景就会逐渐消失。而你进入二禅之后，便进入到无觉无观状态之中。一切外部事物已成空，连带思维的语言也已经没有界限，内心再也不会去做思维和判断，也不起语言上的分别心，因此这种定也叫作"圣默然定"。无眼识、无耳识、无身识，在六识中只留下最后一识即意识的存在。此时，脏水中的混杂物已渐渐被滤去，慢慢地会清澈见底，真正的清水开始显出，大千世界中的万象会一览无余，清楚地倒映在这盆水中。

但是二禅时所生的喜乐，依旧为低级喜乐，依然没有达到无我忘我的极乐状态，迷惑的蒙尘依旧没有彻底清理干净。因为这种喜乐来自于肉体，而真正的灵性（佛性）中并无此种喜乐，真正通悟的灵性皆来源于内心，其心豁然明净，定心与喜俱发，犹如人从黑暗中走出来，忽见外面春光明媚。修禅之人此时应更进一步注重修行，不应停步于此。但是这种喜乐是从灵魂深处而来的，根深蒂固，并且充满全身的毛细血管，神经末梢，若不制住，将反扰其心，使心迷醉。因而要想舍弃，必须拥有高深的修禅品行与修为，否则会深陷于此，无法达到修禅的真正境界。

三禅

三禅共有舍、念、智、乐、一心5支。

舍：舍弃了之前的欢喜之心。

念：对一切事物分明。

智：舍去了最初感官的认知，用心体验的智慧。

乐：舍离二禅中的烦恼而感受到内心的一种快乐。因为在三禅以上不再有乐的感受了，故世间最快乐的感受就在三禅了。

一心：这时的心念定在三禅的境界之中。

在二禅的基础上，继续精进修持，就会进入到三禅的定中。三禅的目的是超越无色界，超越无色界关键是要超越二禅的自我。进入二禅之后，无论是身体还是内心都会体会到一种超脱尘世的宁静与快乐，但是此时感受的仍然是身体上的，身体上感受到乐后内心生起的欢喜。如若不能超越本我之境，就依然处于五行之中。进入三禅时，心就慢慢地远离了因肉体喜乐而引起的躁动，此时的你，已经完全抛弃了自我，超越了本我，进入了更深的定中。在三禅中感受到的快乐，与外部事物全部脱离，是从内而外，从无中生起的一种快乐。初禅之乐是因离欲界而乐，故也称为"离欲喜乐"；二禅是因离开了语言的烦恼而乐，故称为"默然喜乐"；而三禅之乐可称为"离喜妙乐"。在三禅之中，我们已经脱离了一般人能体会的乐，此时的乐已经是去除了尘世牵绊，去除了自身束缚，进入到极致境界之后，一种脱离超脱之乐。故三禅之乐被称为人世间最后之乐。当进入三禅后，六根就只剩下意识起作用了。

四禅

四禅分为不苦不乐、舍、念清净、一心。

不苦不乐：指的是内心不再有烦恼的感受，也不会有欢喜的感受。

舍：指的是舍弃了三禅的乐。

念清净：这时候的人已经彻底摆脱了外在世间，摆脱了自身心灵束缚，已经不会再有妄念，所以称为念清净。

当然起念也可以，只是当修行者进入三禅后，继续精进修行，就会发现自己尚未达到最终极乐。虽然初禅二禅乃至三禅中都体会到其中之乐，但是更进一步说，那些快乐依然会成为烦恼的根源。想要达到极致之乐，真正做到心无挂碍，便要将前三禅的乐全部舍弃，这时的意念到了清净的极点，呼吸也完全停止，心念完全不动，故四禅又可称为"不动定"。从初禅至三禅，我们的心念一直是动的，当进入四禅后，心犹如明镜一般不动，清净明朗。此时的心念全由自己做主，我们凡夫的妄念随时生起无休无止，念起时无法控制和不随，自己无法做主，而达到四禅的修行者，是不会有妄念的，起念可随心所欲，完全受自己的指挥，自己真正做主；心只观此境而不动念称为心念不动，在四禅中，唯有六根的意识在起作用。

四、不让烦恼驻留的方法

人生的境界有高有低，区别在于，有的人可以以人生为镜子，时刻自我观照、不断自省，而有的人则是任由万事缘起缘灭世事变幻，在岁月的洪流中渐行渐远。世事莫测，万事无常，无论是谁，快乐总是与烦恼相携而至，即便今天一路鲜花浪漫鸟语花香，明日却斗转星移沧海桑田世事变迁。因此承担与放下都非易事，都需要勇气与魄力，而做到提放自如、淡然处之，更非常人所能达到。

从禅宗的角度来讲，一切的快乐，一切的感受，都是不稳定的，皆是无常。强烈的欲望总是伴随强烈的快乐与强烈的失落，心总是沉沦于情绪与世间的无常之中。而佛教禅宗认为在无常生灭的这个规律的支配下，你一切都要顺着无常生灭的规律，使你的内心不断地产生强烈的情绪波动，大喜大悲，产生苦的感受或者乐的感受。佛教认为"有受皆苦"，而禅定中则讲究四禅八定，所谓四禅八定是指不要怀着一种希求的心去修习禅定，一切都是从一个无所求的精神境界来修习禅定的。既然一切无所求，苦乐的感受就不会干扰我们内心的清凉与自在，就不会落于苦乐、生灭、无常之中。

人生不可能时时自在，而我们的不自在，种种痛苦，都是受因果的规律、缘生法的规律所支配和影响的。佛教的观点"众因缘生诸法"，意思是一切事物都不是孤立的，一切事物都是彼此制约、彼此影响、彼此成就的。所以在这个世界上，事事关联，事情的发展不是一个人或者一个集团能够主宰的，即使大到一个国家，也不可能凭一己之力主宰从自然到社会、从民族到国家的命运。而在当今社会，随着科技的发展，人与人之间的关系越来越密切，距离越来越近，也意味着，如果不加强自我修养，我们会感到越来越不自由、不自在。

禅的本意叫静虑或者思维，修禅的意义就在于它教会我们如何认识问题，如何处理生活中的各种矛盾、各种关系。所谓的静虑，是指无论处于何种状态，都要以禅静的心态来面对，保持一种冷静的、超然的、觉悟的态度来面对我们个体生命和整个社会、整个人类群体生命之间的关系，我们个体生命与整个大自然的关系。

◎苦的三种形式

苦是佛教的基本观念之一，是佛教对人的现实存在所做的状态定位和价值判断。佛家认为，一切皆由心生。每个人在自己的心里勾画着追求或者对世俗欲望的渴求，一念天堂，一念地狱，所以，苦也从心而生。佛家说：人世的苦皆来源于不自在，而不自在则来源于欲。佛教认为生命是一个圆，既无起点，也无终点。而人的本性是趋向于追根溯源的，苦的源头是人性的本源存在，因而苦是永恒的，不能消除。

人世间共有3种苦：第一种苦是"苦苦"，有所求而终不得。欲望来自于人内心的本源，世间的名、利、美色等皆成为欲望的来源。欲起，贪念起，则世人终日为之奔波，为身外物所累，永无休止，因此烦恼不断。

第二种苦是"坏苦"，苦于变化而不能满足。

这种苦尤其指快乐的短暂与快乐的变质，快乐的终点总是通向痛苦，乐而受苦，无法改变。其实，苦与乐原本就相通，所谓物极必反，乐极生悲。每一个苦果，其实都由前因造成，而现在的果又将成为将来的因，因果循环，不断制造苦。禅宗追求大悲无泪、大笑无声，悲与笑都是人的主观情绪，由于世事无常，人的情绪皆由世事牵引而生，世事无常则人生无常，情绪悲喜亦无常，世事之变化从人出生到离世都相伴相随。这也是一种无法摆脱的苦。

第三种是"行苦"，世间一切无常而人却偏偏追求永恒。

世事无常，大到天地社稷，小到春花秋叶，无一可达到永恒。美丽总是如昙花一现，世间一切无常而人却偏偏追求永恒，缘起缘灭而欲望不息。这样的规律与行相悖，人就朝着已经偏离的方向越走越远，苦苦挣扎不得解脱。

传说唐代有一位有名的禅师，由于居住在杭州秦望山的一棵松树之上，因此被人称为"鸟窠道林禅师"。松树枝繁叶茂，树上有一个鸟巢，禅师就住在鸟巢旁边。

诗人白居易多次来拜访禅师，心中对禅师仰慕万分，但是当他看到禅师居住在鸟巢旁边，不由得为禅师担心起来，他对禅师说："禅师，您的处境很危险啊！"

禅师却回答说："太守大人，你的处境才危险呢！"白居易对此大惑不解："你端坐在树端，树枝高而不稳，你随时可能因不慎而掉下来，而我稳稳地站在地上，何况目前我身居要职，且名利双收，为何说我处于危险之中呢？"鸟窠道林禅师解释道："你虽稳

佛

佛家养生大道

稳站在地上，但这些只是表象，实际上，大人你正因为身居官场，恰恰犹如我如今端坐在枝头之上，好比干燥的薪柴放在烈火之侧，怎么能说不危险呢？"白居易顿时大悟。

对于身在官场的白居易而言，官场沉浮，皆是人心欲望得不到满足，其中不免各种钩心斗角尔虞我诈。今天春风得意，明天一不小心便会落得满盘皆输。官场关系错综复杂，潮起潮落皆不由得人心所向，情绪更是随之变化而没有一刻的安宁，大喜大悲，大起大落，危险就在眼前，无常就在眼前，痛苦也就永远在身旁。常言说"人在江湖，身不由己"，外在的"江湖"与内在的"己"的不自由共同束缚了人的心性，既带来了身体发肤的疼痛，也带来了无穷无尽的烦恼。

◎ 减轻痛苦的方法

虽然佛家认为，苦是来源于人生根本，是不可以消除的，但是人们却可以通过一定的办法来减轻。世间万物，缘生缘灭，绝非永恒。而一念觉悟，以放下的心态，自在油然而起。当真正参透了因果循环，了悟了生之大义，能够保持一颗平常心时，对身外之物，就不会过于执着了，就能够坦然面对人生的挫折，度过生活的困境。

看透烦恼

从前有一个年轻人，总是哀叹自己命运不济，生不逢时。做生意不能发财，考学难取得功名，因此每日郁郁寡欢。有一天他在路上遇见一位高僧，高僧见年轻人一脸不悦，便拦下他询问缘由。年轻人说："为什么我总是有这么多的烦恼？为何上天不赐给我一技之长？为什么我常常是一贫如洗？"

高僧说："年轻人，你明明很富有啊！"年轻人不以为然："其实我除了烦恼一无所有啊。"老和尚并没有急着解释，而是继续问他："那么，假如有人给你一千两银子，换你十年的寿命，你换吗？""当然不换！"

"给你五千两银子，换你的健康，你换吗？""还是不换！"

"给你一万两银子，换你的生命，你换吗？""不换！"

高僧顿时笑道："年轻人，目前你的财富实际已经超过一万六千两银子了，难道你还觉得不够富有吗？"年轻人顿时醒悟了。

世上万事都是多面存在的，悲观的人，感叹命运不公的人其实只看到了其中不好的一面。快乐与烦恼也是一体的两面，真正的禅修者应该在漫长的修行中摆脱自己内心的魔障。从苦难中走出来的人，即使外人看来是在受苦，自己也浑然不觉。所以，不要感叹命运不公，不要埋怨生而受苦，消极出世，这并不能带来真正的快乐，只会让自己的苦痛感觉加深。只有积极地知苦、吃苦，在苦难中成长，才可以真正地离苦得乐。凡事只要换一个角度，就会得到不同的结果。只要人能保持一种正确的心态，就能够找到自己准确的定位，看透烦恼的本质，从烦恼中解脱出来，苦也就不完全是苦涩的了。从痛苦中穿行而尘不染衣，继续前行，总会看到晴朗的天空、明媚的阳光、快乐的人群。

欲去而空

所谓风吹疏竹，雁渡寒潭。就是每当风过竹林之时，竹叶随风而舞自然簌簌有声；每当雁从清潭上飞过，清澈潭水中必倒映雁群身影。但风停雁过之后呢，人们的喜怒哀乐每日随着外在事物的变迁而潮起潮落，而看透烦恼可以让我们从心灵上减轻苦痛。

常人将出家修佛称作遁入空门，佛家讲究四大皆空。空不是指一切没有，而是努力完成某事却又不执着于结果。因此，禅宗能够将世俗哲学中相对立的"空"与"有"这两种状态融在一起——真空妙有，如去如来，没有遮盖阻碍的境界就是为空。无论喜怒哀乐，还是悲欢离合，长长短短的因缘际会之后，一切皆空。所以无论是坐禅的时候，还是思绪繁杂、痛苦烦恼的时候都不要害怕，也不要逃避。比如坐禅，头脑里却总有一些念头出现，没关系。负面的情绪、烦恼、不好的想法可以有，人不可能什么都不想，不可能没有爱憎，但是不要让这些念头长时间驻留，来也来得，去也去得。就像清风，就像雁群，重要的不是它们不来，而是不滞留。

一个人失恋了、生病了、跟亲人分别了……心里难过是理所应当的，因为人是有情众生，但不能难过一辈子，生活还是要过。我们拥有过、体验过、失去过、怀念过，就足够了。再回头看依旧云淡风轻，这就是禅味，是修身修心之道。

空，一是无常。空并不是空空如也、一无所有，而是世人不要拘泥于心中的执着。世事本没有永恒，虚幻而难以捉摸，世间万物皆不定，只有无常才是不变的真理，理解了无常，就能不深陷于执着，真正了解空的意义。

二是无我。禅宗认为，尽管身体有医生救死扶伤，但是救助人的心灵则更为关键。人的烦恼多来源于自我的内心，而欲望则来源于自我的本源。人世间的种种争斗与无尽的纠缠皆执着于我以及我的所属物，心中太多牵绊，以至于无从解脱。世间本无事，庸人自扰之，如果自我不存在，那么一切的纠缠与争斗又来源于何处？又何苦执着？放下自我，达到无我，这才是悟到空的途径。

从前有一个人非常穷，家徒四壁，只有一条长凳。有一天，他向佛祖许愿说："如果能让我发财，我就会好好利用这些钱，好好做善事。"佛祖很可怜他，于是决定帮助他，佛祖给了他一个口袋，里面有一个金币，并告诉他，每当他从口袋里拿出金币时，口袋里便会出现另一个金币，循环反复，但是如果他想消费的时候，必须把口袋扔掉，否则变出的钱币将都不能使用。

于是那个穷人开始源源不断地从口袋里拿金币，就这样拿了很久，钱币已经堆满了屋子，即使一生不劳作，这些钱也够他富足地生活了，但是穷人还不满足，仍旧不眠不休地向外拿钱。每当他想去买点吃的，他就对自己说，现在不能把袋子扔掉啊，还得继续多拿些钱才行。就这样，他继续不眠不休，不吃不喝地度过了多日，最后终于虚弱而亡，倒在了钱堆上。

空而未觉之时，则是一种世事无常，人们常常有被这变幻莫测的人生捉弄的感觉。一切事物生灭变化，迁流不息，没有永恒不变的东西，放不下欲望，不仅达不到终极的解脱，而且赔进了自己的身家性命。

人生就如善变的天气，有晴有雨，有风有雾，这既是变幻莫测的苦，又是多姿多彩的乐。从生到死，就像一阵风吹过，走过春夏，卷过秋冬；走过悲欢，卷过聚散；走过红尘遗恨，卷过世间恩情。人生如梦，梦如人生。生命尽头，多少事，都付笑谈中。

再说一个富豪的故事。这个富豪腰缠万贯，却始终不快乐。终于有一天，他想到，为什么我有这么多钱却不快乐？于是他带了很多钱去请教一位智者，叫快乐大师，希望可以买到快乐秘方。大师说："快乐秘方是买不到的，但是我可以告诉你一个方法，你只要找到这个世界上最快乐的人，借他的衬衫来穿，你就可以变成一个快乐的人。"于是这个富豪出发去寻找最快乐的人。但是途中，富豪发现，快乐的人真是太少了，大部分人面对富豪的提问都是摇头，或者回答他："我虽然也感觉到快乐，但也时常有痛苦、烦恼、忧伤。"就在富豪快绝望的时候，突然有人告诉他，在森林深处，据说有一位世界上最快乐的人。富豪找到传说中最快乐的人，他脸上的微笑深远而平和。富豪问，你是世界上最快乐的人吗？那人点头，微笑。富豪急切地说："拜托，快把你的衬衫借给我。"那人用低沉的声音说："你没看见我是不穿衬衫的吗？"富豪才发现，眼前的这个人是赤身裸体的，什么也没穿。富豪醒悟了，于是他脱去身上的衣服，一丝不挂，从此，和最快乐的人生活在森林里。

欲望得不到满足，是人痛苦的根源，要想寻找快乐，便是减少欲望，而终极之乐，则是放下一切，空空如也。若不能放下欲望，则寻找不到真正的快乐。

回归自由

解脱分为身体的解脱和心的解脱，也就是肉体的自由与心灵的自在，而心的解脱比身体的解脱更为重要。现实生活中，常常有人抱怨，抱怨学业不顺利，抱怨生活节奏太快，抱怨工作太累。这些人身在牢笼之外却将自己的心困在牢笼之内，这种自由是虚幻的。还有些人，即使身陷囹圄却也能够保持一颗从容淡定的心，欣赏明媚春光，聆听虫鸣鸟语，享受柔和微风。

道信第一次见到三祖僧璨禅师时，向禅师施礼后问道："我感觉异常困惑，大师请您指点我解脱的方法。"僧璨禅师并未直接回答他的问题，而是反问道："你是如何得不到解脱，又是谁把你绑起来了呢？"道信回答："没有谁捆绑弟子。"僧璨禅师微微一笑，对道信说："没有燃烧的火，又何须灭火？既然没有人把你绑起来，你又为何要求我帮你解脱呢？不是多此一举吗？"道信顿时开悟，后继承僧璨禅师的衣钵，成了禅宗的第四祖。

开悟之前的道信一心向佛，他的心是虔诚的，因此他寄希望于禅宗，希望借此得到解脱。只是他并未领悟到捆绑他的，正是自己的心，他自己束缚了自己，丧失了自由。心不自在，即使肉体进退自如，也依旧会挣扎于痛苦与困惑之中。由此可见，若想求得解脱，必须保持心灵的自由。

但是解脱不等于真正的自由。一心对自己说我要解脱、我要自由的人反而是被自己束缚了，陷入另一种束缚之中。真正的自由不仅要放下自我的欲望，更要放下对自我的执着，对世事的执着，方能解脱自己，达到真正的自由。世间万事，来不可阻挡，去也不必挽留。生生死死，哭哭笑笑，一切的幸与不幸，都只是一个过程。

某日，佛印正与苏东坡在船上话禅，突然听到有人喊"有人落水了"，佛印跳入水中救出落水者，发现是一名少妇。

佛印问："你年纪轻轻，为什么寻短见呢？"少妇回答说："我结婚三年，丈夫却抛弃了我，而我的孩子在不久前也去世了，我实在没有活下去的意义了。"

佛印问："那三年前你是怎么过的？"少妇似乎受到鼓舞，眼前一亮："三年前我无忧无虑、自由自在。""那时你有丈夫和孩子吗？""当然没有。"佛印说："那你现在只不过又回到了三年前，现在你又可以依旧如三年前一样无忧无虑、自由自在了。"少妇顿时醒悟了。

五、回归自我

◎认识自我

什么是"我"？从古至今，人们对"我"的认识与探索一直未曾间断，古希腊先哲苏格拉底的名言之一就是"认识你自己"。古希腊神话中斯芬克斯也用谜语提示人们要"认识你自己"，但是现实生活中人常常认为我身体疼痛、我受觉苦乐、我心悟他心，所以身、受、心通通都是"我"。然而，此我非彼我也，人们见到的只是自我的表象。自我分为自私的小我和仁爱的大我。茫茫宇宙，小我何其渺小，对于永恒的时间与空间而言，小我只是一种虚幻的妄念，因我生执，因执而苦。肉体会消失，而精神亦会消失，只有不执着于小我，潜心于大我，才会寻找到真我的境界。

从前有一个和尚犯了法，由一名差役负责押送他到流放地。差役十分谨慎，小心翼翼，生怕犯人会从自己的手里逃脱。他心思缜密，一路上，他和犯人寸步不离，而且常常清点随身物品，每次清点时都会自言自语："公文还在，佩刀还在，枷锁还在，包袱还在，雨伞还在，和尚还在，我还在。"和尚每每听到他反复念叨都忍俊不禁，同时暗暗寻找逃跑的机会。

有一天，趁着马上就到达目的地了，和尚想出来一个计划逃跑，他先请差役吃饭，以表示自己的感激和歉意，并不断劝说差役喝酒。差役抵挡不住和尚的热情，况且长途跋涉也十分劳累，于是很快就喝得酩酊大醉。

和尚趁机摸来差役的钥匙，打开了枷锁，和差役换了衣服，给差役戴上了枷锁，并剃光了差役的头发，自己则穿着差役的衣服溜走了。第二天差役醒来，习惯性地清点随身所带物品："公文还在，佩刀还在，枷锁还在，包袱还在，雨伞还在。"发现人不见了，他一摸自己的光头，着急地喊道："和尚还在，可是，我到哪里去了呢？"

这个差役太执着于事物的表象，以至于在错误的表象面前就轻易地被迷惑，失去了对事物本质的判断，所以丢失了真正的自己。这个故事虽然有点夸张，但是却真实地反映了一个道理，太执着于表象，则会丢失真相；太执着于自我，则反而会丢失自我。只有放下自我，达到无我之境时，才会触及真相。

◎自度自我

真正的"无我"虽难以求得，甚至让人心生抗拒，但一旦体会到了将"我"完全放下，就能够达到一种澄明之境。无我之境又该如何达到？很多人寄希望于他人，请求智者指点迷津，而事实上，自性自度，苦海需要你自己渡过，才能成佛。

一个小尼姑问师父："我如何才能通悟？"师父回答说，只有当你点灯之后不再看见影子，你就真正地通悟了。小尼姑为此迷惑不解，她请教了很多智者，却依旧不能通悟。多年后，小尼姑长大成了新的住持，但是她依旧不快乐，尽管她每请教一位智者，感悟一次，就点燃一盏灯，但是依旧消灭不了影子。最终，她在圆寂之时，终于通悟了——没有影子的灯是自己点燃的心灯。

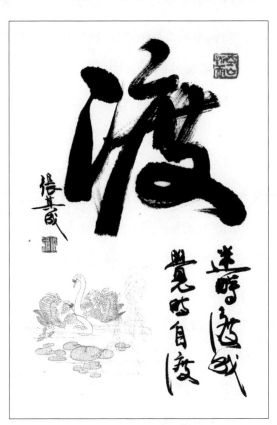

一个人只有自己来承担自己，才能真正走上解脱之路。没有别的路可走了，剩下的只有自己向自己求救，打开自己的心门，点燃那盏心灯，让自己成为自己的智者，让心灵成为自己的避难所。

有一个信者在屋檐下躲雨，看见一位禅师正撑伞走过，于是就喊道："禅师！普度一下众生吧！带我一程如何？"禅师道："我在雨里，你在檐下，而檐下无雨，你不需要我度。"信者立刻走出檐下，站在雨中，说道："现在我也在雨中，你该度我了吧！"禅师说："我也在雨中，你也在雨中，我不被雨淋，因为有伞；你被雨淋，因为无伞。所以不是我度你，而是伞度你，你要被度，不必找我，请自找伞！"说完，他便扔下这个人独自走了。

雨与伞皆为表象，世界上迷惑的表象又何止这几种。自己有伞就可以不被雨淋，自己有真正的禅性，就可以不被魔的虚幻迷惑。雨天他人之伞不能帮你遮风挡雨，同样，他人之智亦不能帮你通悟。不认识真正的自我本性，又如何让别人度？

◎达到无我

"我"有两个层次：一是个人自私的小我；二是仁爱的大我。同样，可以将"无我"分为两种：一种是人无我，即针对个人而言，没有一个恒定不变的主体；另一种是法无我，即诸法无我，任何法都由因缘和合而生，没有一个永恒的主宰者。人无我，即没有一个恒定不变的主体。法无我，即没有一个永恒的主宰者。

梁武帝对达摩祖师十分敬仰，听说达摩祖师来到中国之后，便盛情邀请他来到建康（今南京）传法。梁武帝问达摩祖师："请问

佛

佛家养生大道

大师，什么是佛教的最高真理？"达摩祖师回答道："世间并不存在什么最高真理，一切为空。"梁武帝对这个回答颇感意外，隔了一会，他问道："那么请问大师，你又是谁呢？"达摩祖师回答："不认识。"

达摩祖师的回答表现了他"无我"之境界。一方面，世界上一切皆空，所谓功名利禄、荣华富贵皆为空，也就没有最高最低道理之分；另一方面，自我，作为茫茫世界的一分子，亦不为名气地位所累，同样为空。

世间一切烦恼，皆由我而起。因为怒能忘我，所以事事计较，因为不能忘我，所以不得自在。若能够体验到菩提达摩话中的"无我"境界，无论忧愁还是喜悦，一切自然会随风消散。"如来者，无所从来，亦无所从去。"忘我以至无我，又在无我中做好我该做的一切，如空中飞鸟，不知空是家乡；水中游鱼，忘却水是生命。在生活中，尤其在失意之时，人们喜欢用各种方式排遣烦恼，有人借酒消愁，酒醉之后自然各种失意随风而去。这种暂时的忘我虽然不能与无我相提并论，但是那种自我遗忘是意义相通的，相反，在清醒时刻，只有先达到了忘我，才能体会到通往无我之境的道路。"别人笑我太疯癫，我笑他人看不穿。"忘我，是一种刻意而为的无奈；无我，则是水到渠成的自在。佛家的无我之境，通悟之人，会体会到其他人看不穿望不断的红尘之外的快乐。一切现象因缘而生，变化无常，索性把我放下，把环境忘记，把无常当作常态，自在与快乐将会紧随其后。

从前，有一座高山，几百年来无人问津。有一天来了两个爬山的人，年长的问山脚下的一块石头："这是世界上最高的山吗？"石头回答："是的。"年轻的问石头："等我回来时你想要我给你带什么？"石头思索了一下，说："你就把最不想要的东西给我就行了。"

于是两个人开始爬山。斗转星移，很多年过去了，石头看见年轻的那个人独自走下来。石头问他："你们到山顶了吗？""是的。""另一个人呢？""他，永远不会回来了。"石头一惊，问："为什么？"

年轻人回答："对于登山者来说，攀登到达世界最高峰的顶峰就是毕生愿望。他实现了，于是他的人生便不再有意义了，再也找不到更高的山去征服了，于是他从山崖上跳下去了。"

石头问："那你呢？"年轻人回答："我本来也要一起跳下去，但我猛然想起答应过你，把我到达山顶后最不想要的东西给你，看来，那只有我的生命。"

石头沉思了一下，说："既然你的生命属于我了，你就留下来陪我吧。"

于是年轻人在石头旁边住了下来，每日与青山自然为伴，日子虽然逍遥自在，却也实在乏味至极。于是年轻人思索着给自己找其他事情做。他首先开始学画山，日复一日，很多年过去，年轻人成了一个画家，他的作品轰动了画坛。在这之后，年轻人又尝试写作，最后，他的文章因回归自然的清秀隽永而一举成名。

许多年过去了，昔日的年轻人已经成了老人，有一天，石头问他："你想明白了吗？登山、绘画与写作哪个更有意义呢？"昔日的年轻人终于明白过来。其实，更高的山并不在自然界，而在人的心里，只有忘我才能超越。

故事中的年长者，虽然征服了世界最高的山峰，但是他却被这一外在事物死死纠缠住，无法突破，从而走进了心灵的死胡同，同时也走进了人生的死胡同，觉得生无可恋。而故事中的年轻人，为了遵守诺言，机缘巧合，再加上长年处于宁静忘我的环境之中，因而他最终有机会了悟真正的禅机——这个世界有最高的山峰，但人的心却比山峰无限广大。有些人认为自己到达瓶颈，是因为他们无法突破自己为自己设定的限制与牵绊，如果能够不断地放下牵绊，达到无我境地，收放之间，总能不断得到提升，只有坦然放下一切名利世俗的牵绊，才能真正感悟生命的意义。

佛祖在涅槃之前曾经说过："以自己为岛屿、为舟航、为明灯。" 这句话正是对"自皈依"和自己拯救自己的力量的肯定。能够放下的人，就是有智慧的人，是自在的人，是解脱的人；而能够提起的人，则是有慈悲的人，是负责的人，是奉献的人。因而，我们应该回到自身，反求诸己，认识自己，接纳自己，进而肯定自己，提升自己，消融自己。忘我无我，是经历了大风大浪之后的大彻大悟，是感悟人生的喜乐哀愁之后的身心空灵，也是一种走到蜿蜒小径尽头之后的豁然开朗，真是曲径通幽处，别有洞天。

◎ 回归自性

从前有一个樵夫上山砍柴，他在山上遇见了一个妖怪。这个妖怪长得十分奇怪，浑身是透明的。樵夫问他："你有什么本事？"

妖怪回答：“我有一个十分了得的本事，你看我是透明的，所有人在我面前都是'透明'的，我可以知道任何人的隐私和心思。”

樵夫吓了一跳，心想，多可怕的本事。他问道：“你要去哪里？”妖怪说：“我正打算去祸害人间，探取人们的隐私，然后借此来兴风作浪。我可以让夫妻失和，让兄弟反目，还可以利用人们的欲望，大加利诱，这样不久之后，地球就会毁灭了呀。”

樵夫越听越害怕，心想这世界的人会变得多么可怕啊，趁着这妖怪还没到人间作乱之前，我在山上把它杀了吧。没想到妖怪哈哈大笑：“你刚刚在想，趁我还没作乱，先把我杀了，你怎么可能杀死我呢？不管你想什么，我都会知道。”樵夫暗暗心惊，假装成浑然不知的样子。妖怪说：“你想装成浑然不觉的样子，趁我不注意的时候杀了我。”樵夫恼羞成怒，举起斧子向妖怪砍去，但是不管他怎么砍，妖怪都会事先从他心里读出他将要砍下的方向，一边躲闪，一边对樵夫大加嘲笑。

最后筋疲力尽的樵夫放弃了。“既然杀不了你，你也没有本事害我，我不管你了，我还是砍柴吧。”休息了一会，樵夫继续认真地砍柴，尽管妖怪还在一旁干扰，但是他却充耳不闻，完全忘记了妖怪的存在，突然手一滑，斧头不小心飞了出去，正中妖怪眉心。

这个世界上很多烦恼都是来源于人们太过于注重自我，注重自我利益和欲望的得失，而故事中的妖怪则是人们心中欲望邪念的外化，樵夫在最后由于认真砍柴而进入了无心无我的境界，排除了外界的一切诱惑干扰，因而在无我的境界中战胜了妖怪。外在世界反复无常，只有内心笃定，才会看清这世事的变迁。很多时候，我们放不下内心，放不下自我，不能认知本真，这种困扰的来源恰恰就是自己的内心。

　　简简单单的生活里藏着最高深的禅意。和乐无争、平安健康、富贵荣华、继往开来、广结善缘、人格满分等都是快乐生活的特征，但这也只是根据芸芸众生的普遍心态而呈现的表象，真正的人间净土主要还是在人的内心。只要放下自我，放下执我，心中就是净土一片，也是在人间的净土，可以清洗身心的浮躁，荡涤灵魂的尘埃，不亦乐乎！

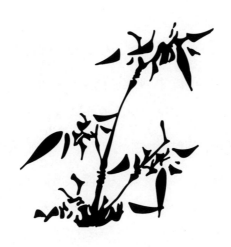

第四章

饮食，健康的左膀右臂

一、开创素食先河的梁武帝

◎中国佛教素食文化的由来

中国佛教的素食文化起源于梁武帝时期，在此之前，僧尼不是食素的。在梁武帝时期，寺院与僧侣人数达到最高峰，建康附近就有佛寺500余所，皆极为宏伟壮丽。僧尼10余万人，也都有丰沃的资产。当时道人庇护一般平民，尼师又收养平民的女子，都未编入政府的户籍内，使天下纳赋税、服劳役的户口几乎减少一半。僧尼大都奢侈放逸，未能遵行佛法，非但不能弘扬佛教，反而败坏世俗，伤害正法。因此大臣郭祖深建议"僧尼皆令蔬食"，以削减国家消耗。梁武帝对佛教弊病也深有体察，因而颁布了《断酒肉文》，令天下僧尼从此食素。

《断酒肉文》中说："食肉者断大慈种。"《大般涅槃经》中也说："食肉者断大慈种。"何谓断大慈种？凡大慈者皆令一切众生同得安乐。若食肉者，皆为一切众生所怨怼，同不安乐。吃肉，人就断了慈悲的根本，心里自然会滋生怨恨，而不是慈悲了。

但这种强制禁止的效果并不好，后来梁武帝不再以法令的方式强制推行，而是大力推行《梵网经》菩萨戒，这部经典当中的四十八轻戒的第二条、第三条写明要断酒肉。

因《梵网经》菩萨戒推广得极为成功，在此之后，中国佛教的素食文化就由此慢慢形成了。

此外，梁武帝的制断酒肉政令，也受到中国与印度两方面的传统素食观的影响。印度方面，在佛教之前就有基于慈心而不杀生、不食肉的传统。佛教兴起后也承袭了这种思想，初期佛教的僧尼可食三净肉及使用滤水囊等规定，就是这种思想的具体表现。大乘佛教中的如来藏学派，则更进一步反对食三净肉而强调要严禁肉食。梁武帝就是受到如来藏断肉食思想的影响，所以在《断酒肉文》中都是引用如来藏系经典倡导的制断酒肉。在中国方面，素食原本是居丧之礼，同时也是受到孔子赞扬的一种安贫乐道精神的表现。此外，素食也符合儒家的仁爱精神。

在梁武帝的《孝思赋》中提到，武帝奉行素食的理由，是为了表达对父母的孝思。由此可见，梁武帝推行制断酒肉政令，也受到中国固有素食思想的影响。

在中印两国传统素食观的共同影响下，中国佛教的素食文化，最初是透过援引中国传统素食思想，诠释并补充印度佛教素食思想的内容。除此以外，佛教原本并没有为尽孝而素食的思想，但受到梁武帝制断酒肉的影响，《梵网经》除了载有断酒肉的戒条，还特别强调要以"孝名为戒"。由此可见，中国佛教的素食文化，实际上已结合了两国的素食传统。

◎食素培养慈悲心

佛教徒食素跟"大慈大悲"的佛教理念是一脉相通的。因为释迦牟尼创立佛教的基本理念是众生平等，众生皆具佛性，皆可成佛。佛教五戒中排在第一位的是戒杀生，此处的生并非专指人。比佛教历史更古老的婆罗门教、耆那教也讲五戒，尽管内容不尽相

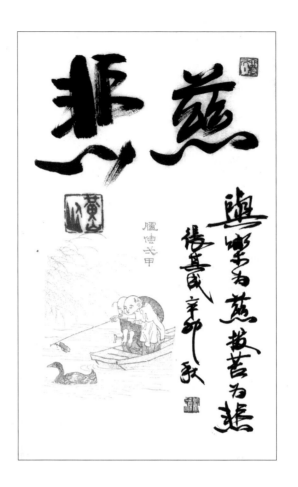

同，但都包含不杀生这一条戒律。他们所说的生，指的就是人，而佛教不是，佛教中的不杀生，不仅包括不杀人，还包括不杀一切众生即有意识的生命，包括动物。因为动物在被宰杀的时候，往往会表现出惊恐愤怒的神情，并伴随着声嘶力竭的哀鸣或哀号，这在以慈悲为怀的佛教徒看来是不吉利的，因为佛教讲求善有善报、恶有恶报，他们认为无情宰杀动物这种恶行必然会招致恶报。

《大乘入楞伽经》更进一步从因果轮回的理论角度来阐明食肉的过失。经中指出，众生从无量劫以来，流转于六道轮回，生生死死，轮转不息，现在的动物也许曾经都是你的父母兄弟、男女眷属，乃至朋友亲戚，如何忍心取而食之，只会有损天道和修行而已。

二、"过午不食"告诉我们吃饭要知足知量

◎佛教过午不食的戒律

过午不食，又作持午。佛教戒律规定出家人必须在规定时间内进食，此段时间即从早晨到中午为止。凡超过中午之时限而进食者，称为非时食，为戒律所不允许。

过午不食叫斋法，是修禅定的一种，修禅定的人，饮食上有这条规定，过午不食是为了更好地修禅定。佛教把进食的时间分为几种情况，从早晨到中午这段时间，特别是早晨，是天人、佛菩萨吃饭的时间；下午，特别是晚上，是饿鬼吃饭的时间；一般修行的人要与佛菩萨吃饭的时间相应，所以要过午不食。

进一步讲，修禅定的人，他的血液循环一般是在子时、午时的时间段心血来潮的。在心血来潮以前饮食，心血来潮时以及过后不食，对身体有好处，对修禅定也有好处。

传说释迦牟尼悟道前，在雪山中历经了长达6年的苦行生涯。6年中，他日食少量芝麻和麦子，年复一年地端坐在那里，止息了所有妄想杂念，最终悟道。可见少食有利于清净身心。

◎过午不食的好处

《处世经》对于过午不食的好处，有如下的说明：过午不食有五福：少淫、少睡、得一心、无下风、身得安乐。《大毗婆沙论》也以为：过午不食则少昏睡，无宿食患，心易得定，有如是益故，故令中食。

从现代人的作息来看，过午不食也是好处多多。

（1）人体新陈代谢是从凌晨四点钟就开始加速，一直到下午四点钟达到最高峰，之后新陈代谢就比较慢了，如果你晚上吃东西，晚上食物无法完全消化，它就变成废物，变成脂肪。

（2）如果我们吃了食品到肚子里面去，血就集中到消化系统去了，所以心、脑、肾、肺、肌肉都会缺血，尤其是心脏缺血较多。有心肌梗死病史的人不能够吃得太饱，如果吃得太饱，马上就会突然死亡，有50%以上的心脏病患者突然停止跳动，或者猝死，都是因为吃得太饱。

（3）过午不食能够让我们的肠胃得到休息。

（4）饥饿的时候，身体里面的吞噬细胞的活性是最强的。吞噬细胞是我们身体里面一种很好的细胞，它能够把那些坏死的组织吞掉，当有一点饿的时候，它的活力是比较强的。

（5）当我们有一点饿的时候，肝脏、胰脏、胃、肠才容易分泌消化液。

（6）小孩子在身体发育的时候，如果吃得太饱，就可能长得很胖，只长宽度，不长高度，身材很矮小。因为小孩子要生长，要依靠脑垂体分泌生长素，如果吃得很饱，脑垂体就不怎么分泌生长素，所以胖胖的，长不高，很快就停止生长了。

（7）学生在读书的时候，要想成绩好，使大脑得到开发，就需要有充足的睡眠；要睡眠好，晚上要少吃或者不吃东西。因为胃不和，睡不安；肝不和，睡多梦。胃不调和就睡不安稳；肝如果燥热，就会多梦，做噩梦。如果晚上吃东西，肝还是要工作，还是要去解毒，胃也要消化，睡眠也就会受影响。

（8）如果能够严持戒律，持清净戒，过午不食也是比较好的。并且受持八分斋戒，也是能够让我们肠道保持清净的状态。养生上说，欲得不老，腹中不饱；欲得不死，腹中无滓，意思腹中没有什么渣滓。

现在很多的毛病，比方说粉刺、牙痛、牙周炎、过敏性鼻炎，以及种种的肠胃感染病，都是因为肠胃不干净而引起的，甚至会引起鼻咽癌或者哮喘等种种疾病。

◎少食早食减少疾病

我以前去一个地方开会，恰遇一位年纪颇轻的和尚，我们同船过河。要上船的时候是中午，我们谁都没吃饭。到了目的地已经是下午了，我说太饿了，要去吃饭，和尚却说饭时已过，今天不能吃了。我本以为现在的很多出家人已摒弃了一些旧的修习方法，但此次所见，才知道原来佛家的传统离我们还这么近。

我们当然不用像出家人那样过午不食，但如果少食、早食能让我们摆脱很多恼人的疾病，大家是否愿意一试呢？

少食就是不吃到十分饱。按理说这并不难，但现在很少有人能做到。有科学家做过研究，把一日三餐的食量分成五顿来吃，患心血管疾病的概率比原来减少了13%。孙思邈也说过："食欲数而少，不欲顿而多。"意思是吃饭应该少食多餐，不应该一顿饭吃很多。营养学家也说，少食除了有益健康，还能帮助人保持青春和长寿。一些动物实验证明，少食能延长寿命。但少食的同时要注意食物营养要均衡，这样吃得更健康。少食不是一下子减少食量，而要逐渐减少，这样更能长期坚持。

早食就是吃晚饭的时间尽量早一点，有条件的就在晚上6点之前吃完。一些减肥机构要求减肥人员晚上6点前吃完晚饭，这是很科学的，如果晚上10点睡觉的话，这样就有4个小时来消化食物，对于我们的身体来说，这时睡觉刚刚好，胃部不会有负担，营养物质也不容易转化成脂肪。尤其当人老了，消化功能衰退，夜生活都比较少，若晚饭七八点吃，十点左右就上床休息，一两个小时的时间根本无法将食物消化彻底，有些老年人上床后就会感觉肚子胀、胸口堵，有时水分吸收快，需要起夜两三次，睡眠自然不会好。另外，人的排钙高峰期常在进餐后4~5小时，若晚餐过晚，当排钙高峰期到来时，人已入睡，尿液不能及时排出体外，致使尿中钙不断增加，容易沉积下来形成小晶体，逐渐形成结石，因此早吃晚饭能防止尿结石。

三、禅茶一味

茶与佛教有着极深的渊源，传说有一次释迦牟尼打坐参禅时总觉得不能静心，原来是他的睫毛打乱了他的思绪，于是他就把睫毛拔下，随手一抛，结果睫毛落在地上就长成了茶树。时至今日，各寺院的僧人也常常在院内种植茶树以供佛和待客。泡一壶好茶需要清静的心和许多的功夫，修禅也是如此，因此世人常说禅茶一味。

佛教认为，茶有3德：一为提神，夜不能寐，有益静思；二是帮助消化，整日打坐，容易积食，喝茶可以助消化；三是使人不思淫欲。

◎茶道通禅

茶道本意，在于使六根清净。嗅清香，闻水声，品茶味，举止端庄。六根清净之时，意念自然清净。

清是茶道和禅宗共同拥有的意识。它既是禅宗自然观的一种体验，也是茶道通禅的一种化境，同时也是茶道特有的审美情趣，再现了人对自然生命的执着追求。

禅宗认为本心清静是物我两忘的先决条件，只有清心静虑，排除干扰，摒弃杂念，才能达到"梵我一如"的最高化境。因此，禅寺伽蓝大多选择风景清幽、静谧恬淡的处所；禅僧居士也每每隐居山水之间，去领略"物我合一"的清静无为之心。禅僧们恪守清心寡欲之道，参禅打坐，以清为伴；衣食住行，以淡为本。甚至连禅苑法度也名以"清规"。可以说，清是禅宗空无观最明显的特征之一。

与禅境相通的茶道，犹重清静淡雅之风，颇尚淡泊无为之情。茶室的设计，以清静为要，不尚浮华，恬淡自然，常令人有脱尘出俗之感。更重要的是，茶道的清是形式与内容的统一，使得这种具象的文化式样更为有效地营造出物我合一的禅宗化境。

将茶道的功效框定为佛教的宗旨，确为精辟之论。实际上，包括禅宗在内的佛教教义，归根到底都是"去人欲""求真如"，以清促悟的一种内功。由此可见，茶道所追求的"清"与禅的"空无观"几乎别无二致。

另一部茶书《南方录》也把茶道视为"清净无垢的佛陀世界"，视"清"为"佛心之流露"，深刻地揭示出茶道与禅宗的内在联系，也使我们进一步体悟到以茶论禅、以禅论茶、禅茶一味的本意。

◎放下烦恼吃茶去

有一个为学佛之人所津津乐道的吃茶去公案是这样讲的。

1000多年以前，有两位僧人从远方来到赵州，向赵州禅师请教如何是禅。赵州禅师问其中的一个："你以前来过吗？"那个人回答："没有来过。"赵州禅师说："吃茶去！"赵州禅师转向另一个僧人，问："你来过吗？"这个僧人说："我曾经来过。"赵州禅师说："吃茶去！"这时，引领那两个僧人到赵州禅师身边来的监院就好奇地问："禅师，怎么来过的你让他吃茶去，未来过的你也让他吃茶去呢？"赵州禅师称呼了监院的名字，监院答应了一声，赵州禅师说："吃茶去！"

两个来问道的僧人，都被赵州禅师叫到茶堂"吃茶去"，两个小时过后，其中一个僧人转身就要离去，赵州禅师把僧人叫过来："你悟到了吗？"甲说："今天诚心跟禅师请教，没想到禅师只叫去喝茶。"赵州禅师说："我刚才叫你吃茶去，你有什么体悟？"僧人说："禅师啊！我已经把茶喝完了，到底您有什么指示？"没想到赵州禅师开口大骂："我已经告诉你答案了，还问什么？"僧人呆了，马上下跪："禅师啊，我还是不懂。"赵州禅师说："你烦恼那么多，就是钻牛角尖，念头转不过来，你一直烦恼孩子、父母、兄弟、事业，烦恼是不能解决问题的。"

人有烦恼，就是因为想得太多。不如活在当下，把烦恼放一放，做好手头上的事情，学会放下烦恼，就是最重要的修行。

禅宗强调自身领悟，即所谓明心见性，主张所谓有即无，无即有，不过是劝人心胸豁达一些，真靠坐禅把世上的东西和烦恼都变得没有了，那是不可能的。从这点说，茶能使人心静，不乱，不烦，有乐趣，但又有节制，与禅宗变通佛教规诫相适应。所以，僧人们不仅饮茶止睡，而且通过饮茶意境的创造，把禅的哲学精神与茶结合起来。

在这方面，陆羽的挚友——僧人皎然做出了杰出贡献。皎然虽削发为僧，但爱作诗好饮茶，号称诗僧，又是一个茶僧。他出身于没落世家，幼年出家，专心学诗，中年参谒诸禅师，得"心地法门"，他是把禅学、诗学、儒学思想三位一体来理解的。"一饮涤昏寐，情思朗爽满天地""再饮清我神，忽如飞雨洒轻尘""三碗便得道，何需苦心破烦恼"，故意去破除烦恼，便不是佛心了。静心、自悟是禅宗主旨，皎然把这一精神贯彻到中国茶道中。饮茶人希望通过饮茶把自己与山水、自然、宇宙融为一体，在饮茶中求得美好的韵律，开释精神，这与禅的思想是一致的。

四、淡味吃出平常心

人与生存环境，与浩瀚的宇宙之间有密切的关系。宇宙至高的境界就像一片无止境的喜乐与宁静之洋，是一种最精细微妙的力量，也是爱、和平、纯洁和喜悦的呈现。当这种力量充满大自然时，周遭的环境是欢愉、宁静、清爽而有精神的。而慎选所吃的食物，将会格外滋养身心，有助于我们的身体健康和心灵纯净、平和。

我们所吃的食物，由于性质的不同，对人体也有不同的影响，许多修行的人莫不提倡素食。因为所有的水果、蔬菜（葱、蒜、薤除外）、豆类等植物性食品，能创造一个纯净的身体及神经系统，使我们获得深深的觉醒与喜悦，身体变得健康、纯洁、轻松和精力充沛，而且心灵很平静、感到快乐。所以食素是符合人类的生存方式的，若想要与宇宙伟大的力量相融合，了解生命的意义与方向，食素是很好的机缘。

◎吃素利于修养身心

1.吃素能清净八识田

清净身与心，才能感受到宇宙的奥秘，真正享受到健康的乐趣。饮食非常重要，素食能让身体变得轻松、舒畅，当身体在比较纯净的状态时，心念较易调适。

许多业力的种子，都含藏在八识田中（人有八识：眼、耳、鼻、舌、身、意、末那、阿赖耶，八识田就是收摄八识的地方，众生也因为八识田收摄到的善恶种子而将收受不同的业报）。尤其最重的业是杀业，有许多的怨气、嗔恨之气都集结在当中。吃素可以中止与众生结杀业的机会（不论是亲手杀还是间接杀）。如此不再向八识田中丢掷恶业的种子，自然能够逐渐滋长纯净、祥和的善业种子。

因此不吃肉食，不论身心方面，对于八识田的清净都很有帮助。

2.吃素能让气脉畅通

气脉与我们的健康有莫大的关联，只要气脉畅通，人必定非常健康，这样的人一般也是修行有成就的人。

为什么呢？因为气脉的畅通与否，与业力有莫大的互动关系。气脉是业力的储藏所，恶因就是气脉不畅通的原因。当气脉的业障全部清除时，便可离开三界。

白业越多，气脉越畅通；相反，黑业越多，气脉越不畅通。而修行正是要不断地增加白业，减少黑业，所以当气脉越来越畅通时，健康与修行都得到了进步。

吃素，正是减少这些黑业累积在气脉的机会。因为当动物被宰杀时，由于恐慌、害怕、愤怒之气充塞在肉身中，若吃下了这些肉，等于是吃了许多的黑气进入体内，对于身体的健康以及心灵的纯净、稳定没有丝毫的帮助。

行善越多，善因储藏进身体越多，气脉就越畅通，所以行善可以清净气脉。吃素是慈悲自己及别人的善行。一切的善行，都能带来身体的安宁感。慈悲的心、愉快的心情是帮助气脉畅通的重要法则。只要心清净了，气脉也就跟着畅通无阻。

3.吃素能让气场祥和

每个人所散发出来的气场都是不同的。有的人戾气重，看着就让人心生恐怖；有的则祥和安宁，让人有亲近感。

心气不二，智慧可以带来好的气场，慈悲一样可以培养好的气场。

一个人周遭气场就是业力的显现。《大乘入楞伽经》中说，吃肉的人，大家见了，都很害怕他。因为吃肉的人身体发臭，贤人善人都不喜欢亲近他，天神也会远离他，因为吃肉有口臭，并且还容易生病、生疮。

所以吃素可以感召吉祥平顺，因为散发出的是善的气场，自然汇聚善的气氛。

4.吃素容易入定

入定的状态是身心呈现一种安稳、放松的状况。气脉畅通，身自然放松；业力干扰少，妄念少，心自然容易安定。

吃素，可使身心避免受到混浊之气的干扰，而趋向稳定、纯净、宁静，与自然相协调，自然容易入此定境当中。

定境是平和、安稳的，与杀生的暴戾之气、痛苦哀号不同；定境是充满喜悦的，与杀生的惊恐不安不同；定境是充满光明的，与杀业的黑暗堕落不同。

吃素，能带我们的身心走向平和、喜悦、光明，因为我们的生存不是借着别的生命换取来的。血液中流淌的是心安理得的安然，而不是暴躁不安的焦躁，自然容易进入与大自然同步的醒觉当中。

5.吃素长养大悲三昧

慈悲，是一个修行人最重要的美德。可以说法门越高就越需要慈悲的人才能成就。

当一个人慈悲时，整个人的身体都呈现出非常柔软的状态，所以我们常常听到柔软与慈悲合在一起。因为身心是互相影响的，当心慈悲了，身自然就柔软，故柔软慈悲，不仅描述了心，也描述了身的状态。

吃素，正是慈悲的另一种体现。因为一切众生从无始以来，在生死中轮回不息，没有不曾做过父母、兄弟、眷属乃至亲朋好友的，甚至轮回成鸟身、畜牲等。因为一切众生与自己都曾互为眷属过，每个生命和自己一样珍贵，都会怕痛、怕死，而肉都是从生命体来的。由此不忍之心而吃素，加上素食本身对于身体就有洁净的滋养作用，借由身心两方面的配合，素食能让人深深沐浴在慈悲的喜悦中。

五、佛家素食营养多

古老的中医学一直主张多吃清淡素食，少吃肥腻厚味的食物。药王孙思邈在《备急千金翼方》中说，一定要少吃荤食，不要因贪鲜味而伤身体，尤其是老年人的消化吸收功能较弱，更要三思而后食之。孙思邈还说，有些老年人之所以多病，都是因为春夏吃了太多凉性的东西，如海鲜、荤腥之物大多不易消化，应该少吃或不吃。

而素食除了易于消化，随着花样不断增加，同样也能兼顾营养均衡。著名的腊八粥就是佛家常吃的食物，富含五谷，营养丰富。

传说，释迦牟尼见众生受生老病死等痛苦折磨，后经6年苦行，于腊月初八，在菩提树下悟道成佛。在这6年苦行中，每日仅食一麻一米。后人不忘他所受的苦难，于每年腊月初八吃粥以做纪念。腊八因此成了佛祖成道的纪念日。腊八是佛教的盛大节日。过去各地佛寺作浴佛会，举行诵经，并效仿释迦牟尼成道前牧女献乳糜的传说，用香谷、果实等煮粥供佛，称腊八粥，并将腊八粥赠送给门徒及善男信女们，以后便在民间相沿成俗。据说有的寺院于腊月初八以前由僧人手持钵盂，沿街化缘，将收集来的米、栗、枣、果仁等材料煮成腊八粥发给穷人。传说吃了以后可以得到佛祖的保佑，所以穷人把它叫作佛粥。南宋陆游诗云："今朝佛粥更相馈，反觉江村节物新。"据说杭州名刹天宁寺内有储藏剩饭的"栈饭楼"，平时寺僧每日把剩饭晒干，积一年的余粮，到腊月初八煮成腊八粥分赠给信徒，称为福寿粥、福德粥，意思是吃了以后可以增福增寿。

◎常食素食的好处

1.延年益寿，青春不老

经常吃素能起到延年益寿的作用。根据营养学家研究，素食者比非素食者更长寿。巴基斯坦和墨西哥都有原始的素食主义民族，平均寿命极高，令人称羡，佛教的僧人也普遍因素食而享高寿。

有一个测试人类年轻程度的标准。以年龄25岁的人来说，有增加或减少4岁的外观差异。也就是说，样貌生得年轻，25岁可以看来是21岁，生得苍老的，25岁看来是29岁。30岁的人增减8岁外观，45岁的增减12岁，55岁则增减14岁，60岁增减16岁，80岁则增减20岁。如果80岁保养得好看来会是60岁，反之会看来是100岁，差别真是很大。素食者如果身体健康，注意营养，心境开朗，运动适当，一般来说，外形上都会比实际年龄要年轻。当年纪大了，这个差距会更明显。

2.营养更丰富

很多素食中，蛋白质含量比肉类更高。譬如黄豆含40％的蛋白质，比肉类足足高出一倍。有些坚果、种子、豆子也含30％左右的蛋白质。其他人体所需的各种营养和维生素，在水果和蔬菜中也都有，再加上丰富的膳食纤维，可以促进消化和排泄。

3.降低胆固醇含量

素食者血液中的胆固醇含量比肉食者少，血液中胆固醇含量如果太多，就有可能阻塞血管，是高血压、心脏病等病症的主因。

4.可以防癌

有些癌症和肉食息息相关，尤其是大肠癌。素食中含有大量纤维素，能刺激肠蠕动，加快食物的消化，利于通便，使体内有害物质及时排出，降低了有害物质对肠壁的刺激损害。据研究数据显示，素食者比肉食者癌症发病率低20％～40％，而胃癌、肺癌、肝癌等和食物毒素有关，素食真的可以延缓癌细胞的变化。

5.可减少慢性病的发生

对肾功能不全的肾病患者来讲，吃素食可减轻肾脏负担，又不减少蛋白质的摄入量。文献上也有素食可改善类风湿性关节炎的报告，再加上素食能提高人体免疫力，可减少慢性病的发生。

6.避免尿酸过高

经常吃肉类会产生过高的尿酸，对肾脏造成沉重的负担，与肾衰竭及肾结石的发生有一定的关系，吃素就可以降低这一影响。

7.有助于体质酸碱中和

人类体质是偏碱性的，肉吃太多易使体液变成偏酸性，而增加患病的概率，吃素则有助于体质的酸碱中和。

8.减少引发胰腺炎概率

大量进食肉类食物会使胰蛋白酶分泌急剧增多，胰头排泄不畅就会引发胰腺炎等严重的消化系统疾病。果蔬谷类的营养易消化，容易被人体直接吸收，植物中的纤维素能刺激肠道蠕动，使粪便疏松不易硬结，防止便秘。

9.减少体内毒素堆积

素食营养非常容易被消化和吸收，而肉食在胃中不易消化，甚至到大肠后尚有未被充分消化的。因此肉食在大肠中腐化极盛，且多带毒性，对人体有害。

◎素食排毒疗法

素食排毒疗法，又称整体自然疗法和断食排毒疗法，起源于佛教，它是通过断食（只食用蔬菜水果或蔬菜水果汁、根据人的健康状况搭配人体所必需的营养素），以达到排除体内毒素，调理改善慢性疾病，消除亚健康症状的目的。

疾病绝不是只靠药物就可以治愈的，必须要依靠人体本身的能量才行。素食排毒疗法，就是通过长时间吃素来消耗体内积存的脂肪，排除体内沉积的毒素，使人体充分发挥本身的自愈能力。

人在饥饿时，体内的蛋白质、脂肪等营养物质会相应减少，体内病菌的活力也会减弱，病菌与人体正常细胞的对抗能力也就削弱了，此时细菌被消灭的可能性增加，正常细胞就能很容易地消灭病菌。我们可以注意一下猫、狗、鸡、鸭等动物，它们一旦生病，就绝对不吃饲料，一直到身体恢复健康时，食欲才恢复正常。

素食排毒法的主要功用是消除全身毒素，修复受损的器官和组织，增强人体抗病能力，增强记忆力，防病益寿。

素食排毒有以下具体功效。

（1）素食排毒是最有效的健康瘦身法。

（2）素食排毒已经被验证对经常性紧张、失眠及精神性疾病的治疗具有帮助作用。

（3）素食排毒对过敏有疗效。

（4）素食排毒可以镇心安神，帮助戒除烟酒，减少药物依赖等。

（5）素食排毒可以降低胆固醇含量、血压，并使之达到正常值。

（6）素食排毒能延缓老化。

（7）素食排毒让人产生活力，帮助去除体内毒素。

（8）素食排毒可以增强意志力，使思维更加清晰，有更高质量的性生活。

（9）素食排毒可以提高消化能力，增进胃肠功能。

（10）素食排毒可以让心脏、循环器官功能增强，提高免疫力，预防癌症。

（11）素食排毒可以诱导人体成长激素的分泌。

（12）素食排毒能使失聪的症状得到改善。

但要注意的是，也有一些人不适合纯素食的生活，如体重低于标准体重25%者、患有严重疾病且身体虚弱者、儿童、孕妇、洗换肾者等。作为普通老百姓，如果是从健康的角度出发，没必要完全素食，可以每周吃素两三天，帮助身体排毒。这样既能减少"三高"等疾病的发生，又能保证人体所需的各种营养，关键是无肉不欢的人也不用那么难受。相信有一定自制力的人，希望身体健康的人，都可以做到间歇素食，这是既方便又省钱的养生方法。

六、饮食随缘罗汉斋

在《黄帝内经》《神农本草经》《饮膳正要》《本草纲目》等中医古籍中，都记载有用蔬菜制作素食的饮食疗法。

宋代是中国文化高度发达的朝代。据《东京梦华录》和《梦粱录》记载，北宋汴京和南宋临安的餐饮业中，已经有专营素菜的素食店了。在林洪的《山家清供》中，记载有100多种食品，其中大部分为素食，包括用花卉、药材、水果和豆制品入菜等，还首次记载了当时的假煎鱼、胜肉夹和素蒸鸡等仿荤菜的技术。此外，陈达叟的《本心斋疏食谱》也记录了20种用蔬菜和水果制成的素食。

至元明清三代，素食的发展愈加繁荣，素菜在各种文献中的记载也非常丰富。据日本学者木宫泰彦的《中国交通史》记载，明末高僧隐元和尚东渡日本时，曾带去了中国的素食烹饪制作技艺，其冠名为"净素烹饪"，把佛教高超的精神修养落实到了日常生活之中。清末薛宝辰曾有素食专著《素食说略》，其中记述了200多种素食，生动性和丰富性已大大超过了前代，真可谓是琳琅满目，洋洋大观，其中最著名的就是佛门盛宴——罗汉斋。

罗汉斋亦名罗汉菜，是佛门名斋。本菜名取自十八罗汉聚集一堂之义，历史悠久，极负盛名。它是由18种新鲜原料精心烹制而成，是素斋名菜之上品。菜品色香味俱全，且营养丰富，是佛门斋菜必尝菜品。

但是正统的罗汉斋做法比较复杂，难以操作，因此，现在的罗汉斋已经演变为很多易操作的版本，正像佛家讲的随缘一样，手边有什么材料，可以就地取材，做成家常吃的罗汉斋，取其精髓即可。

◎罗汉斋的家常做法

罗汉斋的原料比较复杂，自己做的话，少几样多几样倒也无妨。主要有鲜蘑、冬菇、榆耳、石耳、胡萝卜、笋、山药、白果、荸荠、栗子、莲子、面筋、发菜、素鸡、素鱼、油菜心、素肉丸、大枣、食用油、精盐、酱油、白糖、料酒、姜汁、汤、芝麻油、水淀粉。

先将胡萝卜、笋切成3厘米长、1.5厘米宽、0.3厘米厚的片；荸荠、栗子、素鸡、鲜蘑、面筋、山药、榆耳、石耳、冬菇均按其本身形状切成厚片；白果切成片；油菜心由中间剖开，切成寸段。

鲜蘑、莲子、荸荠、山药、笋、胡萝卜分别用沸水焯烫熟；发菜泡洗干净后，用手捏成大枣大小的球。

做这个菜得用铁锅大火，植物油烧至七成热时，将除发菜球、素鱼丸之外的其他食材下锅煸炒，然后加入精盐、酱油、白糖、料酒、姜汁、汤调拌均匀，旺火等汤汁烧沸后改小火烧，五分钟左右改大火并将发菜球、素鱼丸放入锅内边缘，加入味精。

见汤汁减少时将水淀粉淋入锅内，随后倒点芝麻油，就算做成了。

◎道门也有好素菜——玄妙观斋菜

素斋不是佛门的专利，作为素食文化我们不能不提一下南阳玄妙观的玄妙观斋菜。它不仅与南阳其他风味名吃，如唐河火腿、新野板面、镇平烧鸡、博望锅盔、社旗胡辣汤、南召白土岗辣子鸡、阎天喜饺子一样好吃，而且还因其是天下一绝而驰名海内外。

南阳玄妙观的道人修的是清净道，他们不娶妻室，只吃斋饭素食。据传说，南阳玄妙观每逢重大节日，或者逢观内西北园、宛南公园里的牡丹、月季、荷花、菊花、腊梅等花盛开之时，都要邀请远近施主及当地官员和亲朋好友，来此游览观光。时至中午，玄妙观的道人则在观中招待所有客人。

令人称奇的是，玄妙观厨师们烹饪的菜肴看起来完全像是荤菜，但吃在口里，用心咀嚼品味，方知根本不是荤菜，而是素菜烹就。玄妙观斋菜名声因此传遍海内外。

南阳玄妙观斋菜还注重时令吃鲜。厨师们为了让住持宾客应时吃鲜，还根据季节就地取材，做出异样珍馐。如每当夏秋荷花盛开之时，在观中池塘内采摘荷花，挂糊油炸后，撒上白糖；秋季用北瓜秧尖兑香菇、口蘑炸制龙须菜；用嫩包谷棒尖加玉兰片、香菇烧出珍珠笋；用小冬瓜装进玉兰片、花生仁、香菇、口蘑、南荠、猴头、糯米和调味品，油炸成八宝冬瓜；用红薯切块油炸后，白糖在锅中化开，红薯条放入搅拌，立即出锅，做成拔丝红薯等，都很鲜美爽口。

据说，玄妙观斋菜选料严谨而广泛，名目繁多的斋菜主料和辅料都必是真素。它选用了天南海北之珍品，且充分利用本地各种土特产、食用菌类、蔬菜和豆制品。这些素料经过厨师们扒、熘、炒、炸、烩、蒸等精工处理，匠心独运，做出的佳肴既悦目，又香口，妙趣横生，真可谓色香味形俱佳，尤其在形上，玄妙观斋菜讲究象形，十分逼真。

◎传统斋菜

再给大家介绍一个传统的斋菜，如果食材不凑手，可以适当添减一些，丰俭由人。主料是绍菜、冬菇、云耳、金针菇、腐竹、发菜、蚝豉、生筋球（也就是炸过的面筋）。调味料主要有糖、酱油和蚝油。

先将所有材料洗干净，将蚝豉、发菜、冬菇、云耳、金针菇和腐竹分开用清水泡发，留冬菇水备用，生筋球稍微煮一下去油备用；所有干料泡发好后，蚝豉、冬菇和云耳用少量油、酱油和糖稍微抓一下调味；绍菜洗干净后切大概5厘米小段；所有材料准备好之后把铁锅烧热；放油加热至开始冒烟，将蚝豉放进去稍微煎一下提香；依次将云耳、金针菇和冬菇放进锅里稍微翻炒一下，如果锅薄，容易糊锅的话，可以加一点点水；然后放一两把绍菜，炒蔫后再放一两把，直到所有菜都放进锅里；水可以不用再加，因为鲜菜含水量还是比较高的；待所有绍菜都加进去了，转中火；将发菜、腐竹和生筋球都放进去捞一下；然后转中小火盖上盖子焖大概半个小时到一个小时，中间要不时翻炒，不然很容易粘锅；到差不多所有材料都焖软了后就可以加酱油和蚝油调味了。

没有绍菜的话可以直接用普通的白菜。野生发菜是国家重点保护的野生植物，也是宁夏的五宝之一。由于大量采集，现在已经很少了，所以大家也可以考虑用其他的海藻代替。云耳是木耳的一个品种，也不是非得用这个，其他的品种也可以。其实佛家的素斋并没有特别的讲究，以前很多佛寺和喜欢素斋的人也没有很好的条件去选购优质的原料，都是手头上有什么就用什么。后来达官显贵之家和一些饭馆做得越来越精细，才出现了很多昂贵、精致的食材。作为普通老百姓，我们完全可以灵活搭配，做出自家的素斋菜品。

◎家常斋菜——素三鲜

素三鲜相对于前面提到的几种斋菜，原料更少，更容易准备，适合家庭制作。主料有香菇、黑木耳、黄花菜、面筋、茭白，调料有红烧汁、蚝油、生粉。

香菇、黑木耳、黄花菜分别用冷水泡发。香菇发好后，根据大小用斜刀片成两三块，斜刀更容易使香菇入味。茭白两根，切片。黄花菜泡发期间多换几次水，至浸泡的水基本没有黄色时，剪去根部，捏干水分。黑木耳剪去根部，撕成小朵。面筋可以像火锅店里的一样，切成两半。

等锅里的油烧热后，放入香菇、茭白、黄花菜。茭白炒软后放入面筋，面筋炒软后放入黑木耳翻炒，倒入红烧汁炒均匀，加小半碗水，大火烧开转小火，用生粉加蚝油调成芡汁。大火烧一下，倒入勾芡，翻炒均匀就好了。

现在超市里有现成的红烧汁卖，蚝油可以根据自己的口味添加，不用也行。没有生粉用其他淀粉也行，不过生粉勾出来的芡汁看着更鲜亮，视觉效果更好。

另外，现今的著名斋菜还有广东东莞观音山的慈航如意卷、八珍乾坤袋等，广东肇庆鼎湖山的鼎湖上素等，这些斋菜营养丰富并且口味绝佳，早已名扬海内外。

佛

佛家养生大道

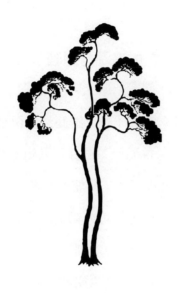

第五章

两套佛家最看重的养生功

一、达摩祖师传下来的运动健身法——《易筋经》

◎达摩《易筋经》的来源与原理

后魏孝文帝太和年间，达摩大师从梁到魏，后到达少林寺，在少林寺面壁9年修炼《易筋经》《洗髓经》两部经典。后来《易筋经》留在了少林寺，《洗髓经》被深得其道的慧可带走，后人很少得见。少林寺众人从此以习练《易筋经》来养生强体。

《易筋经》除可以作为修炼内功的武术经典之外，也是佛家传统的养生之法，原理来源于十二经脉（十二经脉包括手三阴经：手太阴肺经、手厥阴心包经、手少阴心经；手三阳经：手阳明大肠经、手少阳三焦经、手太阳小肠经；足三阳经：足阳明胃经、足少阳胆经、足太阳膀胱经；足三阴经：足太阴脾经、足厥阴肝经、足少阴肾经）运行说。中医学认为人体的十二经脉运行气血，十二经脉通畅则气血调和，身体健康。反之，十二经脉不通则气血瘀阻，百病始生。

十二经脉分布图

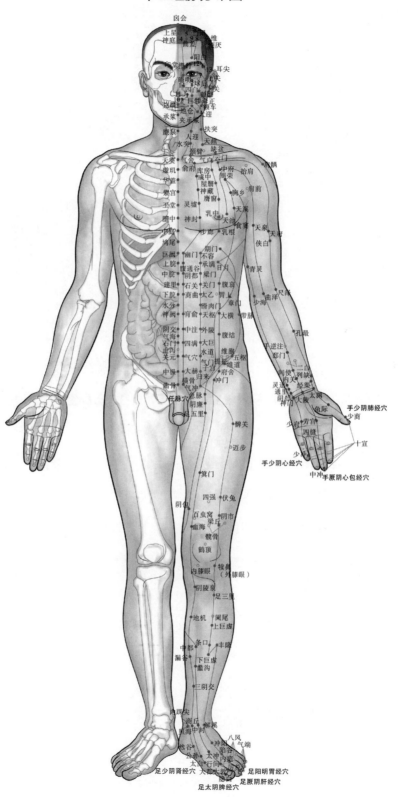

佛

第五章

两套佛家最看重的养生功

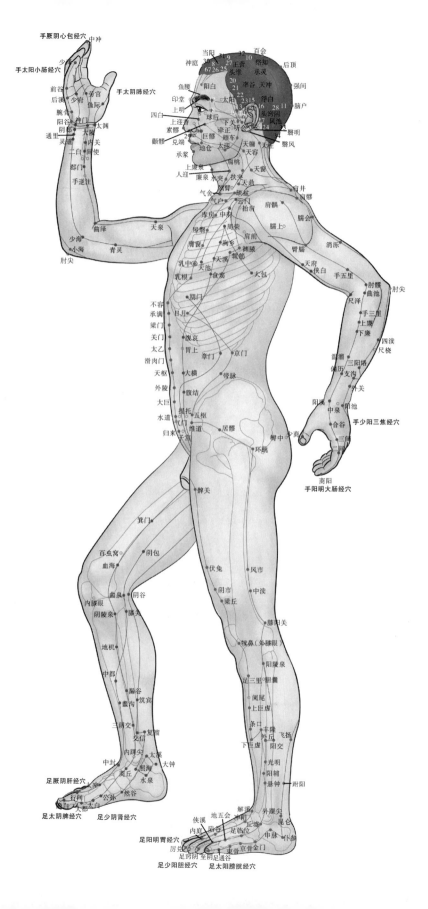

160

佛家养生大道

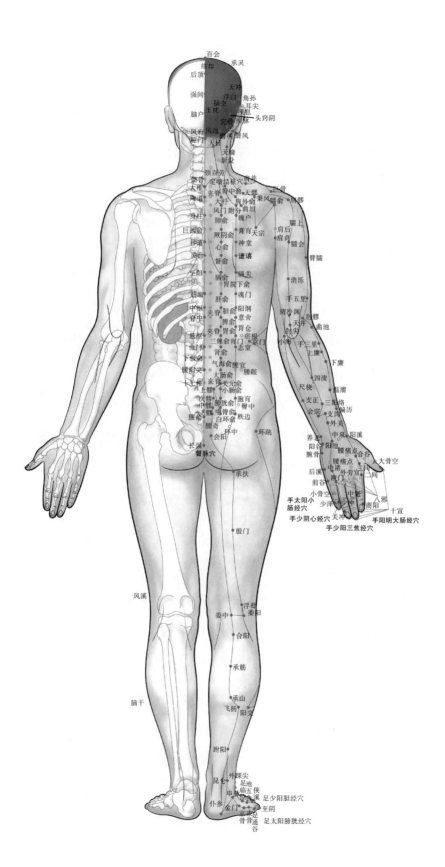

人体周身肌肉按十二经脉循行路线划分为十二经筋。十二经脉循行于十二经筋之中，对十二经筋起着营养和主导作用，而十二经脉对十二经筋也起着保护和调节作用。所谓的《易筋经》之筋指的就是十二经筋。易是改变、改善，易筋就是改善十二经筋。《易筋经》是改善十二经筋的方法，而根本目的是修炼十二经脉。站桩时，整条经筋处于激发状态，从而加强了循行于经筋之中的经脉的传导功能。这里的关键是站桩时要姿势准确，因为每一桩的姿势都是针对所练经筋而设定的，若有的动作姿势做不到位，也要清楚标准姿势，尽量去做。

练习《易筋经》区别于一般的肢体活动。一般的肢体活动也锻炼十二经筋，但不是系统地对某一条经筋进行修炼，所以很难激发十二经脉的活力。而《易筋经》的玄妙之处就是通过特定的姿势使整条经筋处于激发状态，从而刺激所对应的整条经脉，使整条经脉处于有序的状态，从而加强经脉的通导性，使气血通畅，增强人体的内动力——真力。

◎《易筋经》的基本习练法

内壮法、揉法和采精华法是《易筋经》最重要的3种练法。

1. 内壮法

内与外对，壮与衰对。壮与衰较，壮可久也；内与外较，外勿略也。盖内壮言道，外壮言勇。道植圣基，勇仅俗务，隔霄壤矣。

凡炼内壮，其则有三。

一曰守中。此道炼法，专于积气，下手之要，妙于用揉。凡揉之时，解襟仰卧，手掌着处，掌下胸腹之间，即名曰中。唯此之中，乃存气之地，应须守之。须含其眼光，凝其耳韵，匀其鼻息，缄其舌气，四肢不动，一意冥心，存想中处。先存后忘，渐渐至于如如不动，是名曰守，是云合式。盖揉在于是，守在于是，则一中积气与神俱注于是。久久积之，自成无量无边功德。设有杂念纷纭，弛情世务，神气随之而不凝注，虚所揉矣，无有是处。

一曰万勿及他。人身之中，精神气血不能自主，悉从于意，意行则行，意止则止。守中之时，一意掌下，是为合式。设或弛念一掌之外，又或持念于各肢体，其所积精神，随走散于肢体，即成外壮，而非内壮矣。揉而不积，虚所揉矣，无有是处。

一曰待其充周。凡揉与守，所以积气。气既积矣，故精神、血脉悉附之。守而不驰，揉而且久，气惟中蕴，而不旁溢。真积日久，自然充满周遍，即《孟子》所云"至大至刚，塞乎天地之间"者，是为浩然之气也。设未充周，驰意于外，走散于四肢，则外勇亦不全，内壮亦不坚矣。

身体外部健壮就虎虎生风，身体血脉畅通就有活力，内壮法也就是让身体内部健壮的方法。要想练好内壮法，其方法有3种。

（1）守中积气。一掌放在胸腹之间，也就是肚脐上方和心脏下方之间的部位，那里被认为是存气之地。积气是使眼、耳、口、鼻、身、意念六根凝聚一处。守中时要集中精神，凝神静听，呼吸平稳均匀，收敛呼气，放松身体，不要有外念，心神合一并将双掌置于守中处，心中不作他想，使精气神俱注于一处，而渐入心神寂静的境界。揉法是积气的最佳手法，而揉的功效全在于守中。守中时不要乱想，也不要拘泥于揉的形式，不然没有什么好处。

（2）精神集中。人的精神气血不听从我们下的命令，而与我们潜在的意识相关。练习揉法时，如果杂念纷纭，驰想琐事，其所凝聚的精气神则会走散入四肢而成外壮，而非内壮，揉而不积气是没有用的。

（3）气充周身。通过揉法守中积气，精神气血都附守而不外驰，揉久了气就不流散。气积而力自积，气充则力自固，这就是孟子说的至大至刚、基于天地的浩然正气。假如气没有充周，就驰意外走，散于四肢，就成了外壮不全、内壮不坚的"四不像"了。

身体内部强壮和外部强壮是相辅相成的。内壮的功法大家可以每天练习一段时间，如果能够坚持下来，对身体正气的培养有很大的帮助。

2.揉法

谚语有云："筋骨磨砺，而后能壮。"唯此揉法，磨砺之义也。其则有三。

一曰春月起功。盖此炼法大约三段，每段百日。初行功时，必解襟；次段功，必须现身，宜取二月中旬；下功为始，向后渐暖，乃为通变。

一曰揉有定式。人之一身，右气左血。凡揉之法，宜向右边推向于左，是谓推气入于血，分令其通融。又取胃居右，揉令胃宽，能多纳气，而又取揉者右掌有力，便用不劳。

一曰揉宜轻浅。凡揉之法，虽曰人功，宜法天义。天地生物，渐次不骤，气至自生，候至物成。揉者法之，但取推荡，徐徐往来，勿重勿轻，久久自得，是为合式。设令太重，必伤皮肤则恐生瘢痏；太深，则伤于肌肉，筋膜必生肿热，两无是处。

初月行功。由于练功时要裸露上身，所以最好在春月起功，待天气转暖后就更方便了。解开衣襟，平身仰卧，以右手掌按于心下脐上的中脘穴（见下图）处，自右向左旋转推揉，使左右的肺气肝血互相交融。初月行功，要做到轻浅，徐徐均匀用力。掌不离皮，也不乱动游离不定。揉的时候，要心神内收，精气神皆附于掌下。一个月之后，可随自身气的凝聚而逐渐加力，切不可骤然加力，用力不匀，则心火上升，内脏受损，对身体有害无益。所以练功者在用力的轻重上，一定要格外慎重。一只手揉累了，再换另一只手揉。如果练功者守中功法纯熟，推揉均匀得法，在揉的过程中可渐入睡眠状态，这是最佳火候，大大超过醒守中的效果。揉法练到一定阶段，能积聚全身真气，精神专注停守而不外散。

165

佛
第五章
两套佛家最看重的养生功

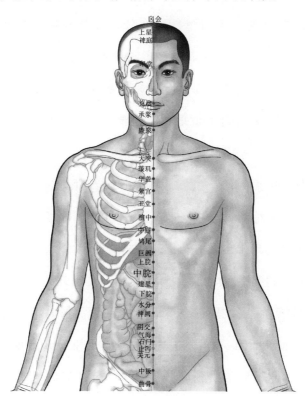

等到天气暖和的时候做揉法就更容易了。练习揉法时有几点要注意，一是要从右向左推揉，胃在左，这样可以让胃气更强健。二是用右手揉，因为右手不容易累。三是用力不要太重，把皮肤筋膜揉坏了就不好了。

3. 采精华法

太阳之精，太阴之华，一气交融，是生万物。古人知之而善咽之，久皆仙去，其法秘密，世人莫知也。况无坚志，且无恒心，是为虚负居诸也。行内炼者，自初功始，至于成功以至终身，勿论闲忙，勿论时候，而凡采咽精华之功，不可间断。盖取阴阳精英，益我神智，愚昧渐消，清灵日长，万病不生，良有大益！

采咽之法，日取于朔，谓与月交，其气新也；月取于望，谓金水满盈，其气旺也。设朔望日值有阴雨或值不暇，则初二三、十六七，过此六日，虚而不取也。取于日朔，宜初出时，登高默对，调匀鼻息，细吸光华，令满口，闭息凝神，细细咽下，以意送之，至于中宫，是为一咽。如此七咽，静守片时，然后起行，任从酬应。望取月华，亦如前法，于戌亥时采吞七咽，此乃天地自然之利。惟有恒者，能享用之；亦惟有信心，乃能取之。

用日月精华来练功就是以天练人功法。日精月华，二气交融，是世间万物生养的珍宝，练功人若能采咽之，则能增强神智，百病自去，也就是我们常说的得日月之精华了。

（1）采日精。每月农历初一，此时太阳久蓄初露，精气盈满。清晨出室登高，面对太阳以自然舒适的坐法坐定（双盘、单盘、自然盘皆可），调气使之平和，舌尖轻搭上颚处，然后用鼻细吸光华，吸满口后，凝神屏息片刻，将所吸的光华缓缓咽下，用意送至丹田关元处贮存。咽下之后张口将浊气徐徐呼出，然后调息再吸。再咽，依法吸咽7次后，安静守护片刻即可。平日闲暇时，可想象心中旭日初升的形象，其大小如铜钱，在体内散发七彩光芒，收功时，先呼出1口浊气，再咽津液36口。上述的第二种功法随时可练，坐、卧、行时均可。

（2）采月华。在每月农历十五晚月亮最圆最亮时坐定，调匀呼吸，如上法七采七咽，方法与采日精同。平日闲暇时，可想象月亮的光芒从头顶正中的百会穴直入喉、胃，最后贮于下丹田处。

练习时有几点需要注意。

呼吸自然、细长，要做到吸气用鼻，呼气用口，这是"天门入清阳，地户出浊阴"的道理。

初练咽气深浅顺其自然，一般而论，3个月后贮于双乳中间的中丹田，到每次都能贮于下丹田，则为气通督脉、凝神气穴打下了良好的基础。

此法简单易行，可与别种功法同练。

练时身要正直，吸咽日精月华时，不可太急促。练功时要避开疾风、雷电等大自然的怒气，在室内练功亦可，但不可坐立于风口处。

必须空腹行功。

如果初一、十五遇到阴雨，可在室内练或改在初二、初三或十六、十七练习。错过这几天，日月之气已缺，不宜再采咽了。如此白天服食太阳精华，夜晚采咽月亮的光明，日月流光再随气通行，灌注全身，日久可除百病，但要想取得效果一定要有恒心，不但要坚持，还要悉心研究，掌握正确的方法。

◎《易筋经》之少林十二式

少林十二式据说为达摩所传，是《易筋经》中的外壮功法，长久习练能够防治筋骨肢体疾病，对于筋骨肢体及肾虚、阳痿、早泄、失眠等病均有较好的防治作用。

1.韦驮献杵第一式

保持平稳自然的呼吸，两腿膝盖伸直，后背正直，两脚脚后跟相抵，脚尖向外，两手在体侧自然下垂，眼睛平视前方，精神集中；然后两手在胸前交叉合十，停于膻中穴处（膻中穴是腹中线与两乳头连线之交点），静止站立一分钟左右。

佛

佛家养生大道

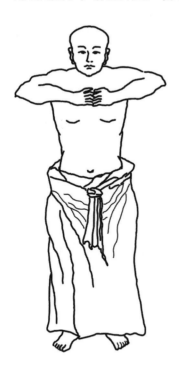

立身期正直，环拱手当胸。

气定神皆敛，心澄貌亦恭。

习练第一式应放松身体，挺身站直，两脚跟并拢，两眼微合，看着前方，两手自然下垂，贴在体侧。然后双手臂伸直缓缓向上抬起，抬至胸前，再屈臂向内，收拢至距胸前一拳处，两掌合十，居于胸前的膻中穴位置。

《易筋经》的前三式都是韦驮献杵，它们之间是相互关联的，长期练习能够强化肺功能，使呼吸顺畅，让脏腑功能更加强大。

2. 韦驮献杵第二式

接第一式。保持自然平稳的呼吸，两臂伸开成"一"字形，手心向上，两脚后跟翘起，以脚尖支撑身体，双眼平视向前。姿势保持30秒。

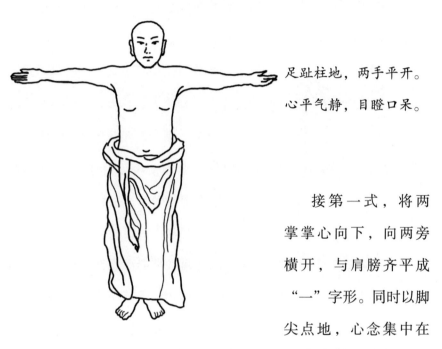

足趾柱地，两手平开。

心平气静，目瞪口呆。

接第一式，将两掌掌心向下，向两旁横开，与肩膀齐平成"一"字形。同时以脚尖点地，心念集中在手掌及脚趾。脚尖点地时能感到从脚趾到腹部的肌肉自然绷紧，这时可以强化脚、腿、腹部的筋经。足太阴脾经、足少阴肾经、足厥阴肝经皆走腿之内侧，所以这一式能强化脾肝肾的功能。两臂伸直时，上肢和胸部肌肉也会绷紧，能使上肢经脉撑开，也能强壮手臂的经脉。

3. 韦驮献杵第三式

接第二式。两掌外翻，尽力向上举起，两肘稍微弯曲。咬紧牙关，舌头抵在上颚处，由以口呼吸改为以鼻呼吸。姿势保持30秒。

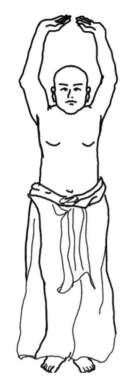

掌托天门目上视，足尖着地立身端，

力周骸胁浑如植，咬紧牙关莫放宽，

舌下生津将颚抵，鼻中调息觉心安，

两拳缓缓收回处，弛力还将挟重看。

接第二式。两手缓缓向上伸展，掌心向外，升至前额发际上方，胳膊伸直，两手中指微触，做托举动作，注意力集中在两掌，双眼向上看，但不要仰头。同时两脚脚尖点地，将脚后跟抬到最高，两脚跟微分开。这一式如果练得到位，能强健肝胆、脾脏。

在做动作时，上下牙关微微咬合，舌头抵在上颚，以鼻呼吸，调整气息，令气息均匀而细长。

之后双手缓缓握拳，沿着伸举的路线落下，两腋夹紧，两脚跟落下放平。

4. 摘星换斗式

右式：接第三式。以鼻吸气，以口呼气，双脚脚跟落地，右掌缓慢向上举起，同时左掌缓缓下落，伸向后背抵在腰眼，目视右掌掌心，但注意力集中在左掌上。姿势保持30秒。

左式：与右式相反，左掌从后背缓缓向上举起，目视左掌掌心，同时右掌缓缓下落，抵在腰眼，注意力集中在右掌上。以鼻吸气，以口呼气，姿势保持30秒。

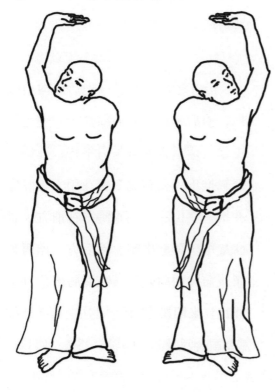

只手擎天掌覆头，

更从掌内注双眸，

鼻吸口呼频调息，

两手轮回左右侔。

接第三式，将右手单掌向上缓缓举于头顶。同时左掌移向后背，贴住腰眼，鼻子吸气，嘴巴呼气，眼睛注视右掌，但注意力集中于左掌。随着呼吸，腰眼必会自然发生一凸一凹的变化，随着腰眼的凹凸，心念和手背也会产生相应的动作。

然后换左手上举，右手下落贴着腰眼。这样交替操作三五次，但两手的次数必须相等。

5.出爪亮翅式

接摘星换斗式。右腿向前提起，双脚齐平站直，同时右掌收回，向前伸出，与左掌齐平，手指伸直，以鼻吸气，双掌缓缓向前推，再以鼻呼气，双掌握拳，收于腰际，如此反复推送7次。

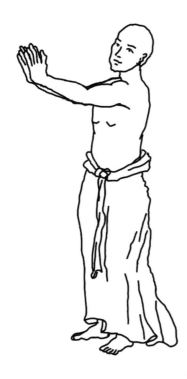

挺身兼胬目，推窗望月来，

排山还海汐，随息七徘徊。

接着弓步的架子，把后腿向前收回，前后掌也同时向前推出，变为排山掌，两手臂伸直与肩平行，开始时轻轻推出，要感觉双臂在用力，好像在推一座山一样。眼睛平视前方，意念集中于两掌中间。然后，再把两掌缓缓向胸胁内收，贴在胸胁部位。这样往复来回操作7次，每次向前推，都需要配合呼吸。

6.倒拽九牛尾式

右式：接出爪亮翅式。鼻吸气口呼气，右掌从腰眼处缓缓向前伸出，手腕与手掌呈90°，五指微曲，同时右脚向前跨步变为弓步，左脚向后变为箭步，左手缓缓向后伸，手腕上挑，与手掌呈90°，五指微曲。注意力集中于两掌。姿势保持30秒。

左式：左右手腿姿势互换，左腿向前跨步变为弓步，右腿向后变为箭步。左右掌姿势也换过来。姿势保持30秒。

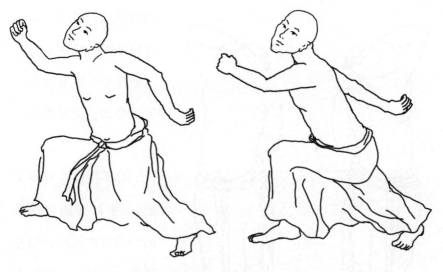

两腿前弓后箭，小腹运气空松，

用意存于两膀，擒拿内视双瞳。

大家可以发现，这个动作做出来后很像在向后拽什么东西，所以才会叫倒拽九牛尾式。两腿和腰、背、肩、肘的身段，都要随着倒拽和前牵的韵味微微颤动。

做这两个动作时左右做的次数要一致。

7.九鬼拔马刀式

右式：接倒拽九牛尾式。正常呼吸，右掌缓缓从腰部向上抬，抬举到耳后，轻轻抓住左耳，头部随着右掌而动。同时左掌反手背后，伸至两个肩胛骨中间，夹紧左腋，身子不要摇晃。姿势保持30秒。

左式：左右姿势互换，左臂从后背向上抬，抬至耳侧，轻轻抓住右耳，同时右臂向下伸至肩胛骨中间。姿势保持30秒。

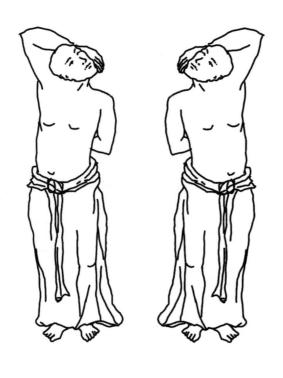

侧首屈肱，抱头拔耳，

右腋开阳，左阴闭死，

右撼昆仑，左贴胛脊，

左右轮回，直身攀举。

右手拉住左耳耳尖后，头颈要随着右手运动的方向而动，向左转颈，这时右肩须与右上臂齐平，右腋张开。注意力集中在右臂的肘尖。左掌配合右掌，贴着左腿向下落，反手背后，贴住两肩胛骨的中间处，左腋夹紧。身子既要放松又要保持笔直，不能晃动。呼吸与动作相配合。这一式可以很好地锻炼脊柱。有肩背痛、腰痛的人应该多做几遍，尤其是在办公室伏案工作的人，也可以在工作的间隙做这个动作，可以舒缓颈椎腰背的疼痛感。容易落枕的人也可以做这个练习，时间长了，颈肩的肌肉得到锻炼，就不容易落枕。

左右交换重复五次，两边做的次数要一致。

8.三盘落地式

接九鬼拔马刀式。保持自然平稳的呼吸，左右腿分开蹲成马步，两掌向上抬，抬至胸前后再向外分，手心朝下缓缓向下按压，至膝盖外侧。然后舌抵上颚，瞪起眼睛，姿势保持一分钟。做完后

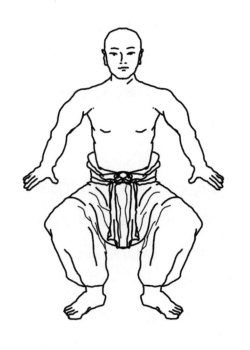

双腿站直，掌心向上缓缓抬起。如此蹲起3次。

上颚抵尖舌，张眸又咬牙，
开裆骑马式，双手按兼拿，
两掌翻阳起，千斤仿佛加，
口呼鼻吸气，蹲足莫稍斜。

这是练上盘（肩）、中盘（胯）、下盘（脚）的方法，所以叫三盘落地。

9.青龙探爪式

右式：接三盘落地式。自然呼吸，左脚收回，两脚跟并拢，直立，双眼平视。以鼻呼气，左掌变拳，收于腰际，右掌变爪自胸前向上探伸，头颈要配合右掌的动作。

左式：左右手势互换，以鼻吸气，倾身向前，右手缓缓经膝间向后收回至腰际。以鼻呼气，站直，同时左拳变爪，从腰际向右侧伸探。左右姿势反复做3遍。

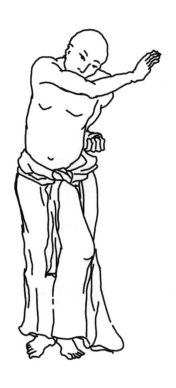

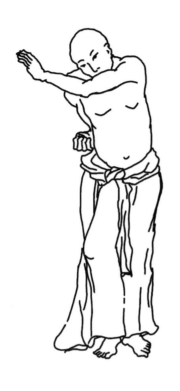

青龙探爪，左从右出，左掌纠行，蜷傍胁部，右爪乘风，云门左露，气周肩背，扭腰转腹，调息微嘘，龙降虎伏。

青龙探爪就是将五指张开微曲，手心空圆，可以容纳一枚鸡蛋。在收缩的时候，肘、肩、臂、腕、掌一齐向左后方缩去。

同时右掌也一样翻转成青龙探爪，向左侧探爪，头、肩、臂、腰、腹相应地向左扭转，同时要把腰部和腹部放轻松，使腰腹部带脉柔软。

做这个动作时，呼吸时以"嘘"声吐纳。

左右动作交替练3次。

这是专练肺、肝、胆和带脉的方法。从养生讲，手厥阴心包经直通中指，故此式中指根要舒展，意在使心火下降以制肾水，水上火下，水火即济，旋转带脉而练腰肾。

10.卧虎扑食式

右式：接青龙探爪式。鼻吸气口呼气，两眼向前看，右脚跨步向前成弓步，左脚脚跟抬起，同时俯身双手十指支地，头仰起，将意念集中于十指上，姿势保持30秒。

左式：左右姿势互换。右边做完后站起，左脚向前跨步，成弓

佛

佛家养生大道

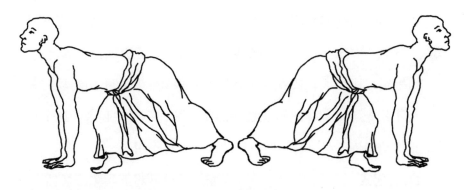

步，右脚抬起，足尖点地。保持姿势30秒。

两足分蹲身似倾，左弓右箭腿相更，

昂头胸作探前势，翘尾朝天掉换行，

呼吸调匀均出入，指尖着地赖支撑，

还将腰背偃低下，顺式收身复立平。

顺着青龙探爪式的姿势，右腿向前跨一大步形成弓步，左腿伸直形成箭步，同时上身前倾，左右掌掌心向下，朝前方斜着扑下去，这也是这一式名字的由来。双掌掌心贴地，支撑上半身，同时把头仰起，双目向前平视，腰部放松，脊柱微凹。以十个手指点地，支撑身体，两脚跟抬起离地，只用大脚趾尖点地，支持体重。

体力好的人可以缓缓屈伸肘关节，胸部配合屈肘的动作徐徐运动。可来回做三五次。

在双手肘关节屈、伸、进、退的同时，左小腿跷起，脚心朝天，小腿与大腿呈90°，配合两手、右脚运动两三次后，放下还原。

使用鼻吸口呼的方法，在双手肘关节一屈一伸、胸部一进的时候，应呼气；而在一沉一起、胸部一退的时候，应吸气。

如果年纪比较大，或者身体条件不是很好，可以不用运动肘关节，也不用把腿跷起，只需注意腰部要放平，不要拱起来。这个动作能很好地锻炼腰肌，对强健后背的督脉很有作用。

11. 打躬式

接卧虎扑食式。右脚上前，与左脚平行，距离约同肩宽；然后弓腰，膝盖保持挺直。头部探于胯下，同时两肘用力，两掌心掩塞两耳，两掌夹抱后脑，注意力集中在双肘尖。姿势保持片刻。

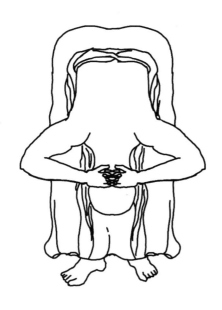

两掌持后脑，弓腰至膝前，
头垂探胯下，口紧咬牙关，
舌尖微抵颚，两肘对平弯，
掩耳鸣天鼓，八音奏管弦。

接上一个动作，还原成右箭步，同时手指尖、足趾尖完全放平，掌心、足心接触地面。然后收回右腿，与左腿齐平，变成蹲着的姿势，同时直起腰，两掌抱住后脑，反掌紧贴着后脑，不可松动，掌心捂住两耳，两掌的中指尖微微相接，指头都贴着后脑。两肘弯曲，肘与肩平行。

慢慢直起腰，全身放松，立直之后，开始用中指、食指、无名指轻轻敲击后脑。左右两手交替敲击，发出打鼓一样的声音。

做完之后，双手抱头，慢慢俯身弯腰，腰胯放松，将头向胯下尽量伸展，同时双腿要挺直，不能弯曲。

之后再慢慢直立起来，还原。在弯腰与垂头的动作中，牙关微微咬紧，这时呼吸会变得不太顺畅，只能用微细的鼻呼鼻吸。能挺住的人可以完全屏住呼吸。直立起来之后，呼吸恢复如常。接着再用手指叩后头部一次。

本式中，掩耳和叩击后脑可对耳产生刺激。对于肾虚导致的头晕耳鸣有治疗作用。即使耳部没有疾病，常做这个动作也能让耳朵保持良好的听力，上了年纪之后不容易耳聋。弯腰时要拉伸脊柱，从腰椎慢慢下弯，起来时也要从腰椎慢慢收，不要一下子把腰直起来。

12.掉尾式

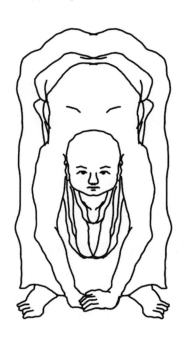

接打躬式。正常呼吸，膝盖挺直，脚掌落地，弯腰，两臂向下伸展，手心触地，同时头部仰起，眼观鼻。做好这个姿势后脚跟落地，再抬起，反复3次，3次后伸直胳膊挺直肘关节1次，脚跟共顿地21次，伸胳膊7次。然后直立，呈立正姿势。

膝直膀伸，推手及地，

瞪目摇头，凝神一志，直起顿足，伸肱直臂，

左右七次，功课完毕。祛病延年，无上三昧。

接上一个动作。两掌从后脑向正前方推去，两只胳膊伸直与肩平行。

两掌十指交叉，轻轻扣着，掌心向地，再向胸前收拢，距胸约两拳，然后慢慢向下，尽量及地。老年朋友和腰腿不好的朋友量力而行就可以，不用非碰到地面。同时腰部放松，随着双掌下推之势下弯，但双腿不要弯曲。注意力集中于掌心。

双掌推到地上后，微微摇转头部，随即缓缓伸腰，两掌同时向上升。掌和腰的动作要同时进行，恢复原来直立的姿势，直立的时候，注意力集中在鼻尖。

双掌松开，向左右各挥动7次，两足各顿地7次。

这是《易筋经》的最后一个动作，看似简单，但能调和全身经脉，让人觉得轻松舒适。这个动作也是使全身放松，调理周身气机的。最后挥动手臂的姿势要先向前推，然后向两旁分开，待胳膊左右伸直后再向前挥出。

◎《易筋经》习练要领

1. 心神放松

很多人觉得《易筋经》历史悠久，又系出名门，所以一定高深莫测，不是老百姓练习的东西。其实它并不难学，动作不快，很适合身体虚弱的人和中老年人练习。大家不要把它当成一种武功或者

佛

佛家养生大道

气功，不要以为里面有很多神秘的行气的东西。只要精神放松了，身体的气机自然会流动顺畅，并且自然而然地达到养生的目的。有些动作要求大家把注意力集中到一点上，这有利于找到感觉，心无旁骛。比如倒拽牛尾，大家有拽的感觉才好找到力量之所在，可以帮助我们更好地完成动作。但是实在没这种感觉怎么办？其实一样可以练习，次数多了，自然而然就会找到感觉了。

2. 呼吸自然

呼吸在所有的养生锻炼中都是很重要的。《易筋经》的呼吸要求自然、柔和、流畅，不喘不滞，以利于身心放松、心平气和及身体的协调运动。如果大家太追求呼吸的深长细缓，就会产生风喘气三相，即呼吸中有声（风相），无声而鼻中涩滞（喘相），不声不滞而鼻翼翕动（气相）。这样，习练者不但不受益，反而会导致心烦意乱，动作难以松缓协调，影响健身效果。因此，习练本功法时，要以自然呼吸为主，动作与呼吸始终保持柔和协调的关系。此外，在功法的某些环节中也要主动配合动作进行自然呼或自然吸。如韦驮献杵第三式中双掌上托时自然吸气；倒拽九牛尾式中收臂拽拉时自然呼气；九鬼拔马刀式中展臂扩胸时自然吸气，松肩收臂时自然呼气，含胸合臂时自然呼气，起身开臂时自然吸气；出爪亮翅式中两掌前推时自然呼气，等等。吸气时胸廓会自然扩张，同样，在练胸廓扩张的姿势时也是配合吸气比较符合人体的规律，因此要讲求呼吸与形体的配合。

刚开始练习的时候很多朋友会觉得动作配合呼吸很困难。其实这也是熟能生巧的过程。开始的时候大家注意一点，练习的时间长了，自然就会觉得这样的呼吸方法很顺畅了。

3.刚柔相济

《易筋经》里的动作有的和缓，有的有力量，大家要注意发力点。如倒拽九牛尾式中，双臂内收旋转逐渐拽拉是刚，要体现力道；随后身体以腰转动带动两臂伸展至下次收臂拽拉前是柔。这些动作均要求习练者在用力之后要适当放松，松后又会有力的动作。这样，动作就不会松紧无度。但习练动作不能绝对地刚或柔，应做到刚与柔、虚与实的协调配合，即刚中含柔、柔中寓刚。相信打过太极拳的朋友会有更为深刻的体会。

4.循序渐进

虽然这些动作幅度不算太大，节奏也不快，但是有些还是需要弯腰、手掌及地等，这对于一些朋友来说可能比较困难。大家不用追求动作的规范化，比如下蹲时可以不用蹲得太低，手触不到地就触到膝盖处，都是可以的。习练时还应遵循由易到难、由浅到深、循序渐进的原则。另外，本功法在练习某些特定动作的过程中要求呼气时发音（但不需出声）。所以在做动作时要注意口形，这能帮助我们引导气的走向。

二、养气静心的《洗髓经》

《洗髓经》为达摩弟子慧可所传，当日达摩细数众位弟子练功所成时说："唯慧可得其髓。"这里的髓，并不是指《洗髓经》，而是说慧可得到了《易筋经》和《洗髓经》的精髓。后来，慧可将

《洗髓经》带出少林，传于世间。

《易筋经》和《洗髓经》并修不悖。修《易筋经》的过程中也能洗髓，修《洗髓经》的过程中亦能易筋。功夫分精粗，不分先后，效果分大小，不分浅深。两个经一个修外一个修内。

◎《洗髓经》的真意

如是我闻时，佛告须菩提。易筋功已竟，方可事于此。此名静夜钟，不碍人间事。白日任匆匆，务忙衣与食。运水及担柴，送尿与送屎。抵暮见明星，燃灯照暗室。晚夕功课毕，将息临卧具。大众咸酣睡，忘却生与死。明者独惊醒，黑夜暗修为。抚体叹今夕，过去少一日。无常来迅速，身同少水鱼。显然如何救，福慧何日足？四恩未能报，四缘未能离。四智未现前，三生未皈一。默视法界中，四生三有备，六根六尘连，五蕴并三途，天人阿修罗。六道各异趋，二谛未能融，六度未能具。见见非是见，无明未能息。道眼未精明，眉毛未落地。如何知见离，得了涅槃意？若能见非见，见所不能及。蜗角大千界，蝇眼纳须弥。昏昏醉梦间，光阴两俱失。流浪于生死，苦海无边际。如来大慈悲，演此为《洗髓经》。须候《易筋经》后，每于夜静时。两目内含光，鼻中运息微，腹中觉空虚，正宜纳清煦。朔望及两弦，二分并二至，子午守静功，卯酉干沐浴。一切唯心造，炼神竟虚静。常惺惺不昧，莫被睡魔拘。夜夜常如此，日日须行持。唯虚能容纳，饱食非所宜。谦和保护身，恶疠宜紧避。假惜可修真，四大须保固。柔弱可持身，暴戾灾害避。渡河须用筏，到岸方弃诸。

造化生成理，从微而至著。一言透天机，渐进细寻思。久久自圆满，未可一蹴企。成功有定限，三年九载余。从容在一纪，决不逾此期。心空身自化，随意任所之。一切无挂碍，圆通观自在。隐显度众生，弹指趋无始。待报四重恩，永灭三途苦。后人得此经，奉持为宗旨。择人相授受，叮咛莫轻视。

《总义》大约相当于今天一部书的绪论部分，主旨在于说明《洗髓经》的目的、意义和核心理念。就目的而言，我们不能把它简单地理解为练功强身健体，从根本上讲，《洗髓经》还是要觉悟众生的，比如其中说"大众咸酣睡，忘却生与死。明者独惊醒，黑夜暗修为"，就是警示世人努力去做"明者"，而"明者"的目标则是"得了涅槃意"，即通过《洗髓经》的修习得到大欢喜、大圆满的结局。

那《洗髓经》的核心理念或者理论原点是什么呢？我们不妨称之为"空"或者"虚"。比如《洗髓经》说"心空身自化，随意任所之"，又说"一切唯心造，炼神竟虚静"，还说"唯虚能容纳，饱食非所宜"，都落在"虚""空"上，心要了悟而至虚静，身体也要保持虚而能容的状态，再具体一点就是心要"谦和"，身要"柔弱"。

这篇《总义》中还介绍了修习《洗髓经》所应遵循的原则，用一句话概括就是：持续地精进修持。比如说要"常惺惺不昧，莫被睡魔拘。夜夜常如此，日日须行持"。而在一些重点时间点上更是不能有丝毫放松，比如二分二至（春分、秋分、夏至、冬至）、子午卯酉（相当于一天中的"二分二至"，即正午、子夜、清晨、傍晚）更是要修持练功。

◎无始钟气篇第一

宇宙有至理，难以耳目契。凡可参悟者，即属于元气。气无理不运，理无气莫著。交并为一致，分之莫可离。流行无间滞，万物依为命。穿金与透石，水火可与并。并行不相害，理与气即是。生处伏杀机，杀中有生意。理以气为用，气以理为体。即体以显用，就用以求体。非体亦非用，体用两不立。非理亦非气，一言透天机。百尺竿头步，原始更无始。悟得其中意，方可言《洗髓经》。

接下来的《无始钟气》《四大假合》《凡圣同归》《物我一致》四篇都是从不同层面不同视角阐述《洗髓经》的理论体系，而这种理论也正是中国佛学乃至中国传统文化理论的延展和体现。比如《无始钟气篇》说"理"和"气"的关系是体用无间，理为体而气为用，而宇宙之间万事万物都脱离不开"理"和"气"，只有领悟了"理"和"气"的道理，才能够修习《洗髓经》。

◎四大假合篇第二

元气久氤氲，化作水火土，水发昆仑巅，四达坑阱注。静坐生暖气，水中有火具，湿热乃蒸腾，为雨又为露。生人又生物，利益满人世。水久澄为土，火乃气之燠。人身小天地，万物莫能比。具此幻化质，总是气之余。本来非我有，解散还太虚。生亦未曾生，死亦未曾死。形骸何时留，垂老后天地。假借以合真，超脱离凡类。参透《洗髓经》，长生无尽期。无假不显真，真假浑无际。应作如是观，真与假不二。四大假合形，谁能分别此。

如果说《无始钟气》中讲的是本源论问题，那接下来的《四大假合》讲的则是生成论问题，宇宙万物都是"理"和"气"，这个是本源，然后元气开始"化作水火土"，于是有了风霜雨雪，天地万物，也生成了人。在《洗髓经》看来，人和万物是"理"和"气"生成的，终归也会回归到"理"和"气"，所以，对现象界的各种形质不必太过执着，因为"真假浑无际""真与假不二"。

◎凡圣同归篇第三

凡夫假作真，美衣为体饰。徒务他人观，美食日复日。人人皆如此，碌碌一身事。不暇计生死，总被名利牵。一朝神气散，油尽而灯灭。身尸埋旷野，惊魂一梦摄。万苦与千辛，幻境无休歇。圣人独认真，布衣而蔬食。不贪以持己，岂为身口累。参透天与地，与我本一体。体虽有巨细，灵活原无异。天地有日月，人身两目具。日月有晦明，星与灯相继。纵或星灯灭，见性终不没。纵成瞽目人，伸手摸着鼻。通身俱是眼，触着知物倚。此是心之灵，包罗天与地。能见不以目，能听不以耳。心若能清净，不为嗜欲逼。自知原来处，归向原来去。凡夫与圣人，眼横鼻长直。同来不同归，因彼多外驰。若能收放心，提念生与死。趁此健身驱，精进用心力。洗髓还本原，凡圣同归一。

◎物我一致篇第四

万物非万物，与我同一体。幻出诸形相，辅助成生意。有人须有物，用作衣与食。药饵及器皿，缺一即不备。飞潜与动植，万类为人使。造化恩何鸿，妄杀即暴戾。蜉蝣与蚊蝇，朝生暮死类。龟鹤麋与鹿，食少而服气。竟得多历年，人何不如物，只贪衣与食，忘却生与死。苟能绝嗜欲，物我皆一致。

《凡圣同归》《物我一致》篇可以大致看作是《洗髓经》认识论，认为凡夫俗子和圣贤归根到底是一样的，认为万物和人归根到底是一样的。但是，俗人的表现和圣贤又有所不同，俗人的表现和有灵气的动物（龟鹤麋与鹿）也有所不同，为什么会这样呢？就是因为俗人没有"悟"，没有"见性"，还没有开智慧，所以会"为身口累"，被无休歇的幻境所羁绊。基于这样的认识，《洗髓经》劝诫世人要"收放心"，使自己的心清净，而方法之一就是"去嗜欲"或"绝嗜欲"——不要被感官刺激、欲望所控制。

◎行住坐卧篇第五

行如盲无杖，自然依本分，举足低且慢，踏实方更进。步步皆如此，时时戒急行。世路忙中错，缓步保平安。住如临崖马，亦如到岸舟。回光急返照，认取顿足处。不离于当念，存心勿外务。得止宜知止，留神守空谷。立定勿倾斜，形端身自固。耳目随心静，止水与明镜。事物任纷纷，现在皆究竟。坐如丘山重，端直肃容仪。闭口深藏舌，出入息与鼻。息息归元海，气足神自裕。浃骨并浴髓，出神先入定。卧如箕形曲，左右随其宜。两膝常参差，两足如钩钜。两手常在腹，扪脐摸下体。睾丸时挣搓，如龙戏珠势。倦则侧身睡，睡中自不迷。醒来方伸脚，仰面亦不拘。梦觉浑不异，九载见实际。超出生死关，究竟如来意。行住坐卧篇，只此是真谛。

到《行住坐卧》篇，一看篇名就知道，这里面的内容要落到生活实践上了，不过这种落实是在前面几篇思想的指导下的落实。行，要踏实稳重，不要着急，要像盲人没有拐杖时那样缓慢地一步一步谨慎地探索踏稳了再走。这种"行"，不仅仅是走路，更是一种心态，就是要慢下来、稳下来，安详起来。住，就是停住，要像面临悬崖的马那样，停得果决坚定。这也是一种修习心态，和修习"止观"是一样的。坐，要端庄（这是调心，要存心端正肃穆），要"闭口""藏舌"（这属于调身，不要说个不停），要"调息"，使"息息归元海"（既调身也调心，呼吸属于身体，而"归元海"则是用心念引气下行到下丹田）。卧，也就相当于练习睡功，睡姿屈曲，和孔子所谓的"寝不尸"有异曲同工之妙，都是要身体自然放松，睡眠时不可以让身体处于紧张、拘谨、僵直的状态，然后两手扪摩肚脐部位（中医所谓的"神阙穴"，是生命之神出入的门户），还要按摩睾丸（睾丸在中医被称为"外肾"，按摩睾丸也就是补肾、养肾，而肾又是人身阴阳之根所潜藏的地方）。

◎洗髓还原篇第六

易筋功已毕，便成金刚体。外感不能侵，饮食不为积。犹恐七

佛

佛家养生大道

情伤，元神不自持。虽具金刚相，犹是血肉躯。须照《洗髓经》，食少多进气。搓摩干沐浴，按眼复按鼻。摸面又旋耳，不必以数拘。闭眼常观鼻，合口任鼻息。每去鼻中毛，切戒唾运地。每日五更起，吐浊纳清熙。开眼即抽解，切勿贪酣睡。厚褥跏趺坐，宽解腰中系。右膝包左膝，调息舌抵颚。胁腹运尾闾，摇肩手推肚。分合按且举，握固按双膝。鼻中出入绵，绵绵入海底。有津续咽之，以意送入腹。叩牙鸣天鼓，两手俱掩脐。伸足扳其趾，出入六六息。两手按摩竟，良久方拳立。左脚每穴然，按摩工已毕。徐徐方站起，行稳步方移。忙中恐有错，缓步为定例。三年并九载，息心并涤虑。浃骨更洽髓，脱壳飞身去。渐几浑化天，末后究竟地。即说偈曰：口中言少，心头事少。腹里食少，自然睡少。有此四少，长生可了。

《洗髓还原》篇大致相当于《洗髓经》练功的起势、收势和一些修习注意事项，比如把手搓热后干洗脸（搓摩干沐浴，按眼复按鼻。摸面又旋耳，不必以数拘），又比如收功徐徐站起，稳步缓行等。注意事项包括晨起就修习吐纳、排空二便等。最后归纳起来也就是"口中言少，心头事少。腹里食少，自然睡少。有此四少，长生可了"。